Bibliografische Information der Deutschen Nationalbibliothek:

Die Deutsche Bibliothek verzeichnet diese Publikation in der Deutschen Nationalbibliografie; detaillierte bibliografische Daten sind im Internet über http://dnb.d-nb.de/ abrufbar.

Impressum:

Druck und Bindung: Books on Demand GmbH, Norderstedt Germany
ISBN: 9783668372870

Dieses Buch bei GRIN:

http://www.grin.com/de/e-book/350657/ist-die-zusaetzliche-hpv-impfung-von-jungen-maennern-eine-bereicherung

Nina Obertopp

Ist die zusätzliche HPV-Impfung von jungen Männern eine Bereicherung?

GRIN Verlag

Ist die zusätzliche HPV-Impfung von jungen Männern eine Bereicherung?

Seminararbeit_T3001 + T3002

des Studienganges Medizin-Technische-Wissenschaften

an der Dualen Hochschule Baden-Württemberg Heidenheim

von

Nina Obertopp

31. Dezember 2015

Bearbeitungszeitraum 16 Wochen

Abstract

Title. Is the additional HPV (Human papillomavirus) vaccination for boys a benefit?

Background. Not only women, but also men suffer from HPV associated diseases. However, Australia is the only country that finances HPV vaccination for boys. Cost-effectiveness of vaccinating boys along with girls (genderneutral vaccination) has been analysed several times. The studies come to different conclusions concerning the cost-effectiveness of including boys in a HPV vaccination program.

Objective. To point out different assumptions, which lead to different conclusions among Cost-effectiveness studies. To assess how changing these assumptions affects cost-effectiveness of vaccinating boys along with girls.

Methods. Cost-effectiveness studies were scanned for assumptions which had an effect on the studies' evaluation.

Results. Several assumptions have a direct influence on the studies' evaluation, such as presumed prevalence efficacy or price of vaccine, clinical outcomes, quality of life and consideration of homosexuality. Whether vaccinating boys along with girls is considered as cost-effective depends on the assumptions' values. For example, when presuming a high vaccine efficacy in girls, vaccinating boys was considered as less cost-effective, when presuming a low vaccine efficacy in girls.

Conclusion. As the assumption's values differ internationally, an evaluation for genderneutral vaccination should be performed for each nation, respectively. Due to medical progress, such as new vaccinations, the evaluation should be performed also periodically.

Inhaltsverzeichnis

Abkürzungsverzeichnis V

1 Hinführung und Zielsetzung 1

2 Grundlagen 3

2.1 Humanes Papillomavirus (HPV) 3

2.1.1 Epidemiologie 3

2.1.2 Klassifizierung und Aufbau 3

2.1.3 Pathogenese 4

2.1.4 Klinik 6

2.1.5 Diagnostik 12

2.1.6 Therapie 13

2.2 Impfung 13

2.2.1 Impfstoffe 13

2.2.2 Impfempfehlung und Impfprävalenz 14

2.2.3 Nebenwirkungen und Kontraindikationen 16

2.2.4 Präventive Wirksamkeit 16

3 Ergebnisse 18

3.1 Übersicht 18

3.2 QALY-Ansatz 18

3.3 Impfpreis 21

3.4 Impfprävalenz 22

3.5 Homosexualität 23

3.6 Klinische Endpunkte 24

3.7 Impfstoffwirksamkeit 26

3.8 Transmission 28

4 Diskussion 30

4.1 QALY-Ansatz ... 30
4.1.1 Vor- und Nachteile ... 30
4.1.2 Ethik ... 31
4.2 Impfpreis ... 32
4.3 Impfprävalenz ... 32
4.4 Homosexualität ... 33
4.5 Klinische Endpunkte ... 35
4.6 Neuer Impfstoff ... 35
5 Zusammenfassung und Ausblick ... 36
6 Anhang ... 38
7 Abbildungsverzeichnis ... 42
8 Literaturverzeichnis ... 43

Abkürzungsverzeichnis

CIN	Zervikale intraepitheliale Neoplasie
DNA	Desoxyribonukleinsäure
ELISA	Enzyme Linked Immunosorbent Assay
EV	Epidermodysplasia verruciformis
HPV	Humanes Papillomavirus
IARC	International Agency for Research on Cancer
ICER	Incremental cost-effectiveness ratio
IQWiG	Institut für Qualität und Wirtschaftlichkeit im Gesundheitswesen
MSM	Men who have sex with men
Nm	Nanometer
pRb	Retinoblastom-Protein
QALY	Quality adjusted life years
RRP	Respiratorische Papillomatose
WSW	Women who have sex with women

1 Hinführung und Zielsetzung

Das humane Papillomavirus (HPV) wird in erster Linie mit dem Zervixkarzinom assoziiert. Mindestens 99 Prozent der Gebärmutterhalskrebse sind auf den Virus zurückzuführen, sodass die durch Harald zur Hausen vorangetriebene Entwicklung des HPV-Impfstoffes und dessen Vermarktung 2006 einen großen Meilenstein in der Medizin darstellte. Das Leben vieler Frauen weltweit wird durch diese Impfung gerettet. (Suerbaum et al. 2012)

Dass das humane Papillomavirus auch verheerende Folgen für den Mann haben kann, ist allerdings nur wenigen bekannt. Neben Genitalwarzen kann HPV Auslöser von Karzinomen wie beispielsweise des Penis und des Anus sein. (Hartwig et al. 2012a)

Es ist inzwischen wissenschaftlich gesichert, dass die Infektion mit dem HP-Virus aufgrund ihrer Kanzerogenität tödliche Folgen für den Mann haben kann. Immer mehr Länder, in welchen die HPV-Impfung für Frauen verfügbar ist, empfehlen die HPV-Impfung auch für Männer. (ACIP 2011) Allerdings ist Australien zur das einzige Land, in welchem Männern die Impfung durch Finanzierung über öffentliche Mittel zur Verfügung gestellt wird. (Kirby T 2012) In Deutschland beispielsweise müssen Männer aktuell für die HPV-Impfung selbst aufkommen, wenn sie diese wünschen. (Krebsinformationsdienst u. Krebsforschungszentrum 01.09.2014)

Die Hauptursache für die Diskrepanz zwischen den Ländern ist die Uneinigkeit über die Kosten und dem Nutzen der zusätzlichen HPV-Impfung der Männer. Mehrere Wissenschaftler haben diesen Sachverhalt bereits analysiert und die geschlechtsspezifische HPV-Impfung (Impfung der Frauen) gegen die geschlechterneutrale HPV-Impfung (Impfung der Frauen und Männer) abgewogen. Die Wissenschaftler kommen in ihren Studien beziehungsweise Evaluationen allerdings zu unterschiedlichen Schlüssen. Sie sind sich uneins über die Frage, ob beziehungsweise in wie fern eine zusätzliche Impfung der männlichen Bevölkerung für das Gesundheitssystem attraktiv ist.

Die vorliegende Arbeit beleuchtet, warum die Evaluationen zu unterschiedlichen Ergebnissen kommen, indem sie eine Übersicht über bisherige Evaluationen zur HPV-Impfung beim Mann liefert. Hierbei wird untersucht, welche unterschiedlichen Annahmen (beispielsweise der Impfpreis) bei den Evaluationen zur geschlechtsneutralen Impfung eine Rolle spielen. Zudem wird aufgezeigt, wie die Ausprägung (beispielsweise die Höhe des Impfpreises) dieser jeweiligen Annahmen die Evaluationen beeinflusst beziehungsweise beeinflussen kann. Durch diese Betrachtung wird klar, warum die Evaluationen zu unterschiedlichen Ergebnissen kommen. Die

Diskussion geht darauf ein, welche Ausprägung der jeweiligen Annahmen sinnvoll sein könnte, um sicher entscheiden zu können, ob Männer gegen HPV geimpft werden sollten.

2 Grundlagen

2.1 Humanes Papillomavirus (HPV)

2.1.1 Epidemiologie

Das Humane Papillomavirus (HPV) ist als Auslöser des Zervixkarzinoms bekannt. Im Jahre 2006 erkrankten in Deutschland 5400 Frauen an einem Zervixkarzinom, von denen 1500 dem Krebs erlagen. Weltweit erkranken jährlich 500.000 Frauen am Zervixkarzinom, von welchen über 200.000 daran sterben. (Suerbaum et al. 2012) Aufgrund der hohen Prominenz des HP-Virus im Zusammenhang mit dem Zervixkarzinom wurde lange Zeit die Bürde, die Männer in Zusammenhang mit HPV-Infektionen tragen, übergangen. Etwa 30 % aller neuen Krebsfälle in Europa, welche auf den Virus zurückzuführen sind, tauchen bei Männern auf. Dies entspricht einer Anzahl von über 17.000 Männern in Europa, welche jährlich ein Karzinom aufgrund einer HPV-Infektion entwickeln. (Hartwig et al. 2012b)

2.1.2 Klassifizierung und Aufbau

HP-Viren gehören zu der Familie der Papillomaviridae. Sie haben einen Durchmesser von circa 50 nm, ihre Form gleicht einem Isokaeder. Sie zählen zu den unbehüllten Viren, sind also nicht von einer Lipidhülle umgeben, was sie beständiger gegenüber Desinfektionsmitteln macht. (Suerbaum et al. 2012; Doerr 2008, 29) Die DNA Abschnitte des HPV teilt man in die frühen Gene (engl. „early genes“; E1, E2, E6, E7), welche eine regulatorische Funktion haben, und in die späten Gene (engl. „late genese“; L1 und L2), welche Strukturproteine synthetisieren, ein. (Suerbaum et al. 2012)

Bis dato sind 124 HPV-Typen bekannt. Für diese einigte man sich Ender der 70er Jahre für eine nummerische Nomenklatur. (CDC/NCIRD; Villiers et al. 2004) Das späte Gen L1 ist das meist konservierte Gen des HPV-Genoms und wird daher zur Identifikation neuer HPV-Typen verwendet. Um als neuer HPV-Typ erfasst zu werden, muss die DNA-Sequenz von L1 um mindestens zehn Prozent von dem nächsten verwandten HPV-Typen abweichen. Bei einer Abweichung von zwei bis zehn Prozent spricht man von einem Subtypen, bei einer Abweichung von weniger als zwei Prozent von einer Variante. Eventuell neu entdeckte HPV-Typen werden durch das Referenzzentrum für Papillom- und Polyomaviren der Uniklinik Köln verifiziert. (Villiers et al. 2004)

Die im Genitaltrakt auftretenden HPV-Typen lassen sich in Niedrigrisiko-HPV-Typen und in Hochrisiko-HPV-Typen einteilen. Die am häufigsten auftretenden Niedrigrisiko-HPV-Typen sind Typ 6 und Typ 11. Diese sind häufig Verursacher von Genitalwarzen und niedriggradigen Plattenepithelläsionen im Genitalbereich. Die Hochrisiko-Typen sind häufig Ursache für hochgradige Plattenepithelläsionen und invasive Karzinome im Genitalbereich. 15 HPV-Typen zählen zu den Hochrisiko-HPV-Typen, von welchen die Typen 16, 18, 33, 35, 45, 52 und 58 am häufigsten nachgewiesen werden. (Sweet u. Gibbs 2012, 80)

2.1.3 Pathogenese

2.1.3.1 Übertragung

Die HP-Viren weisen einen strengen Epitheliotropismus auf. (Doerr 2008, 252) Das heißt die Vermehrung erfolgt ausschließlich im differenzierten Plattenepithel von Haut und Schleimhaut. Die Übertragung erfolgt über Mikrotraumen und in aller Regel auf sexuellem Wege. Auch indirekte Übertragungswege wie beispielsweise über infizierte Gegenständige oder den Fußboden werden diskutiert, stellen jedoch allenfalls nur die Ausnahme dar. (Suerbaum et al. 2012) Aufgrund der hohen Durchseuchungsrate innerhalb der Bevölkerung geht man davon aus, dass eine sexuelle Übertragung der HP-Viren nicht nur bei einer akuten Infektion, sondern auch im Rahmen einer persistierenden Infektion möglich ist. Entsprechende Nachweise konnten noch nicht geliefert werden, da das Virus nicht kultivierbar ist. Das Risiko einer Übertragung des Virus kann durch den Einsatz eines Kondoms deutlich gesenkt allerdings nicht gänzlich verhindert werden. (CDC/NCIRD) Neben der sexuellen Übertragung ist die vertikale Übertragung von klinischer Bedeutung. Unter der Geburt können HPV-positive Mütter ihr Neugeborenes infizieren. (Suerbaum et al. 2012)

2.1.3.2 Vermehrung

Die HP-Viren befallen zunächst die Basalzellen des Plattenepithels. Wenige Kopien der viralen episomalen DNA exprimieren hier sogenannte Frühproteine. Diese Frühproteine steuern die Replikation des episomalen Genoms und regen die Zellteilung an. Hierdurch kommt es zu einer Proliferation des Epithels, welche zu unterschiedlichen histologischen Erscheinungsbildern führen können:

- Akanthose: Durch die vermehrte Anzahl an Zellen kommt es zu einer (Verdickung) des Epitels.
- Parakeratose: In der stratum granulosum sind irregulärerweise noch Zellkerne enthalten.
- Hyperkeratose: Schleimhäute (mehrschichtiges unverhorntes Plattenepithel) weisen eine Verhornung auf. Die Haut (Mehrschichtiges verhorntes Plattenepithel) weist eine vermehrte Verhornung auf.
- Hyperparakeratose: Das Plattenepithel weißt sowohl eine Parakeratose, als auch eine Hyperkeratose auf.

Durch die Infektion der Haut mit HPV kann es sowohl zu benignen Veränderungen wie beispielsweise Genitalwarzen oder zu malignen Veränderungen führen. Dies ist in erster Linie davon abhängig, ob die HPV-DNA in die DNA der Wirtszelle integriert wird, wie es vor allem bei den Hochrisiko-HPV-Typen der Fall ist.

Bei der Warzenbildung wird die Virus-DNA nicht in das Genom der Wirtszelle integriert. Die Frühproteine E6 und E7 binden p53 und pRb und greifen somit in die Regulation des Zellzyklus ein. Die Frühproteine E1 und E2 regen zwar die Replikation der DNA an, zügeln allerdings die Aktivität von E6 und E7. Somit wird die Proliferation nur im geringen Maße durch das Virus verstärkt. Durch die zu schnell ablaufende Proliferation entstehen weniger differenzierte Epithelzellen. Erst in den oberen Schichten werden die späten Gene L1 und L2 gebildet. Es kommt zur Warzenbildung, aus denen komplette und infektiöse Viren frei werden können.

Bei kanzerogenen Geschehen ist die DNA der Hochrisiko-HPV-Typen in der Regel integriert. Dies führt zum einen zu der Zerstörung von dem viruseigenen E2, welches zusammen mit E1 die Aktivität von E6 und E7 regulieren würde. Zum anderen führt die Integration zur Mutagenisierung der zelleigenen teilungsregulatorischen Gene (p53, pRb). (Suerbaum et al. 2012) Die HPV-Infektion alleine ist für eine Tumorentstehung nicht ausreichend. Es werden zusätzliche exogene Faktoren benötigt, was sich in der langen Inkubationszeit von 10 – 20 Jahren niederschlägt. (Hof et al. 2005)

Auch wenn es die hohe Inzidenz nicht vermuten lässt, heilt ein Großteil der HPV-Infektionen spontan ab. Eine geringe Zahl infizierter Personen weisen eine persistierende Infektion auf, welche den größten Risikofaktor für die Entstehung eines Tumors darstellt. (CDC/NCIRD)

2.1.3.3 Immunität

Die Vermehrung des Virus findet innerhalb der Epithelzelle statt ohne diese dabei zu lysieren. Aus diesem Grund fällt die Immunantwort des befallenen Organismus gering aus. Zudem führen die Frühproteine E6 und E7 zu einer Verzögerung der adaptiven Immunantwort. Die Frühproteine stören die Aktivierung der Typ-I-Interferon Expression sowie die Interferon-Signaltransduktion. Dennoch werden die meisten HPV-Infektionen innerhalb von ein bis zwei Jahren eliminiert. (Doerr 2008) Die Infektion mit einem der HPV-Typen schützt nicht vor der Infektion mit anderen Typen. 3 - 43 % der mit HPV Infizierten weisen eine multiple Infektion mit mehreren HPV-Typen auf. (CDC/NCIRD) (Chaturvedi et al. 2011; Cuschieri et al. 2004)

2.1.4 Klinik

2.1.4.1 Übersicht

Das HP-Virus ist nicht nur Verursacher des Zervixkarzinoms sondern vieler weiterer Karzinome. Die Verteilung HPV-assoziierter Malignome in Norwegen gibt einen Eindruck über die prozentuale Verteilung der betroffenen Körperregionen und der Geschlechter spezifischen Erkrankungen. Mindestens jedes fünfte HPV-assoziierte Malignom tritt beim Mann auf. (Abbildung 1)

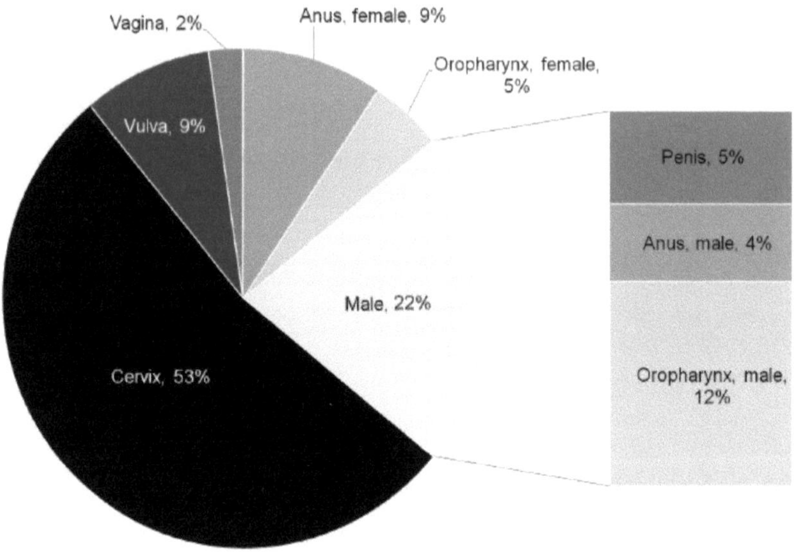

Abbildung 1: Prozentuale Verteilung HPV-assoziierter Malignome in Norwegen. Abbildung berücksichtig ausschließlich maligne Neoplasien, keine benigne wie beispielsweise Genitalwarzen; Stand: März 2014. (Burger E, Sy S, Nygard M, Kristiansen I, Kim J, 2)

2.1.4.2 Benigne und Maligne Tumore der Haut

HPV ist als Auslöser für verschiedene Warzenarten bekannt. Vulgäre Warzen (Verrucae vulgares) treten vor allem an Extremitäten wie Nase und Kinn auf und werden meist durch den HPV-Typen 27 hervorgerufen. Es handelt sich um scharf umschriebene hyperkeratotische Papeln, wobei die Morphologie von der Lokalisation beeinflusst sein kann. So findet man an Handinnenflächen und Fußsohlen aufgrund der mechanischen Beanspruchung meist so genannte Mosaikwarzen. Plantarwarzen (Verrucae plantares) bohren sich durch den Druck oft dornenartig in die Fußsohlen und werden vornehmlich durch den HPV-Typen 1 hervorgerufen. Plane juvenile Warzen (Verrucae planae juveniles) treten vor allem bei Kindern und Jugendlichen in großen Mengen auf. Es handelt sich um kleine flache rundliche bis ovale Warzen mit stumpfer Oberfläche, die vor allem durch die HPV-Typen 3 und 10 ausgelöst werden. (Doerr 2008)

Die Genitalwarzen, auch Kondylome oder Condylomata acuminata, gehören neben dem Gebärmutterhalskrebs zu den bedeutensten HPV-assoziierten Erkrankungen. In Europa sind jährlich circa 380.000 Männer von Genitalwarzen betroffen. Etwa 85 % davon sind mit den Niedrigrisiko-HPV-Typen 6 und 11 assoziiert. (Hartwig et al. 2012a) Die multiplen papillomatösen Tumore findet man an der Schleimhaut oder der feuchten Haut der äußeren Geschlechtsorgane. Nur sehr selten kommt es zu einer Entartung. (Doerr 2008) Die Genitalwarzen zeigen sich drei Wochen bis maximal acht Monate nach der Infektion und bilden sich im Durchschnitt nach 95 Tagen (Frauen 70 Tage; Männer 116 Tage) zurück. (Hoy et al. 2009)

Generell haben Hautwarzen eine hohe Tendenz zur Selbstheilung. Auch bei sehr langer Persistenz und Exposition gegenüber Sonnenlicht kommt es selten zu malignen Veränderungen. (Doerr 2008)

Die sehr seltenen Warzen Epidermodysplasia verruciformis (EV) werden autosomal-rezessiv vererbt und mit einem hohen Risiko zur Hautkrebsentstehung in Zusammenhang gebracht. Die flachen Warzen persistieren chronisch. Es kommt zu EV-spezifischen makolösen, rötlichbraunen Hautläsionen oder schuppigen Läsionen, meist über den ganzen Körper verteilt. Diese seltene Erkrankung kann durch viele verschiedene HPV-Typen verursacht werden. (Doerr 2008)

2.1.4.3 Anogenitale Tumore

2.1.4.3.1 Gebärmutterhalskarzinom

Mit 270.000 Toten pro Jahr ist das Gebärmutterhalskarzinom die bedeutenste HPV-assoziierte Erkrankung. (World Health Organization) Zudem besteht bei dieser Erkrankung der größte Zusammenhang mit dem HP-Virus. Nahezu alle Gebärmutterhalskarzinome sind Folge einer HPV-Infektion. (Bosch et al. 2002) Der HPV-Typ 16 ist hierbei für über 50 % der Gebärmutterhalskarzinome verantwortlich. (Dillner J and Brown DR 2004 Apr 20) Neben der HPV-Infektion selbst sind Rauchen, weitere Infektionen im Genitalbereich, viele Geburten sowie die langfristige Einnahme von oralen Kontrazeptiva zusätzliche Risikofaktoren für die Entstehung eines Gebärmutterhalskarzinoms. (Robert-Koch-Institut, Gesellschaft der epidemiologischen Krebsregister in Deutschland e. V. Berlin, 2013) Abbildung 2 zeigt die Gebärmutterhalskrebs-Inzidenz sowie –Mortalität in unterschiedlichen Industrieländern. Die Entwicklungsländer finden in dieser Abbildung keine Berücksichtigung. Diese sind von 85 % der durch Gebärmutterhalskrebskarzinom verursachten Todesfälle betroffen. (World Health Organization)

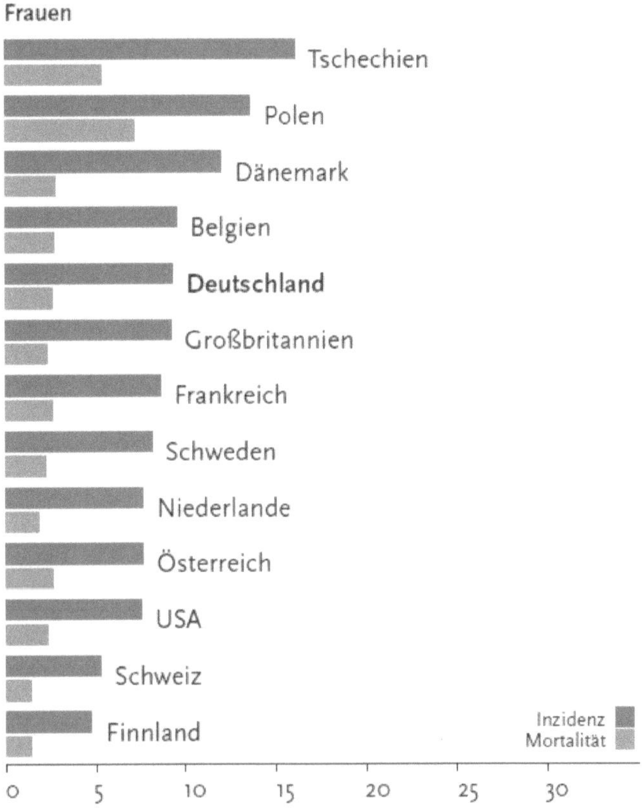

Abbildung 2 Gebärmutterhalskarzinom Neuerkrankungs- und Sterberaten je 100.000 (Europastandard) im internationalen Vergleich ; 2009 – 2010 (Robert-Koch-Institut, Gesellschaft der epidemiologischen Krebsregister in Deutschland e. V. Berlin, 2013)

2.1.4.3.2 Analkarzinom

In Europa erkranken jährlich über 2000 Männer am Analkarzinom. In 85 % der Analkarzinome liegt eine HPV-Infektion zugrunde. (Hartwig et al. 2012a, 6; Franceschi u. Vuyst 2009) Abbildung 3 zeigt am Beispiel von Großbritannien die Entwicklung der Analkarzinomfälle seit 1975. Frauen sind häufiger vom Analkarzinom betroffen als Männer. Bei Frauen ist die HPV-Prävalenz bei Analkrebs erhöht (Frauen 90,8 %; Männer 74,9 %). (Vuyst et al. 2009) Die Graphik zeigt zudem einen Anstieg der Analkrebsfälle. Dieser Anstieg wird aktuell auf 4,6 % beziehungsweise 3 % jährlich in Europa beziehungsweise in den USA geschätzt. (Hartwig et al. 2012a, 6; Saraiya M. February 24, 2011) 80 % der Analkrebskarzinome könnten durch eine HPV-Impfung verhindert werden. (Vuyst et al. 2009) Wie auch bei dem Gebärmutterhalskrebs sind bei dem Analkrebs die HPV-Typen 16 und 18 vorherrschend. (Vuyst et al. 2009; Hoots et al. 2009; Hartwig et al. 2012a, 6)

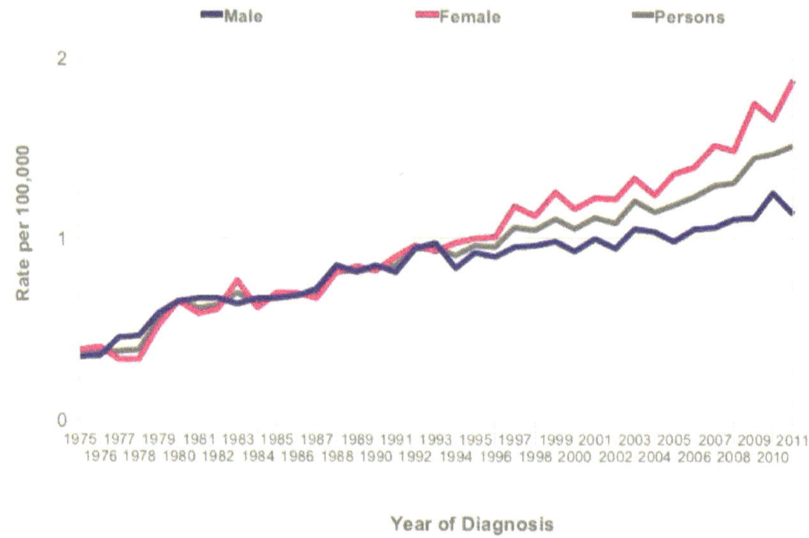

Abbildung 3 Analkarzinom 1975-2011 europäische altersstandardisierte Inzidenzrate je 100.000 Einwohner in Großbritannien; Aufteilung nach Geschlecht. (www.cancerresearchuk.org/health-professional/cancer-statistic/statistics-by-cancer-type/anal-cancer/incidence#heading-Two)

2.1.4.3.3 Vulva- und Peniskarzinome

Bei Vulva- und Peniskarzinomen unterscheidet man verhornende und undifferenzierte Tumore. Vor allem undifferenzierte Tumore werden mit über 50 Prozent maßgäblich durch HPV hervorgerufen.

Über 3000 Männer sind jährlich in Europa vom Peniskarzinom betroffen. Etwa die Hälfte dieser Karzinome werden mit dem HP-Virus in Verbindung gebracht. (Hartwig et al. 2012a) Wobei der HPV-Typ 16 der mit über 60 Prozent am stärksten vertretene HPV-Typ ist. (Miralles-Guri et al. 2009; Heideman, Daniëlle A M et al. 2007)

2.1.4.6 Tumore des Kopfes und des Halses

Zu den Tumoren des Kopfes und des Halses zählen das Mundhöhl-, das Rachen- und das Kehlkopfkarzinom. Von diesem Karzinomarten sind vor allem Männer betroffen. Am Mundhöhlen- und Rachenkarzinom erkranken Männer dreimal so häufig wie Frauen. 2010 erkrankten in Deutschland 3500 Frauen und 9300 Männer am Mundhöhlen- und Rachenkarzinom. Vom Kehlkopfkarzinom sind Männer sogar siebenmal häufiger betroffen als Frauen: In Deutschland entwickelt jede 1200. Frau beziehungswiese jeder 170. Mann ein Kehlkopfkarzinom. Bei der Entstehung von Tumoren des Kopfes und des Halses wird vor allem dem hohen Tabak- und Alkoholkonsum eine hohe Bedeutung zugerechnet. (Robert-Koch-Institut, Gesellschaft der epidemiologischen Krebsregister in Deutschland e. V. Berlin, 2013) Allerdings werden von den 67.000 jährlichen Kopf- und Halskarzinomfällen bei europäischen Männern etwa 13.000 also 19 Prozent dem HP-Virus zugeschrieben. (Hartwig et al. 2012a) Die höchste ätiologische Assoziation mit HPV nimmt man bei dem Rachenkarzinom an. Gerade bei diesem Karzinom sind HIV-infizierte Homosexuelle signifikant häufiger betroffen als HIV-negative. Das macht den Zusammenhang von Rachenkarzinomen mit HPV wahrscheinlich, da es sich ebenfalls um eine Geschlechtskrankheit handelt. (Mooij et al. 2013) Bei den HPV-positiven Rachenkarzinomen wurde in 87 Prozent der Fälle der Hochrisiko-HPV-Typ 16 nachgewiesen. (Kreimer et al. 2005)

2.1.5 Diagnostik

Um das Vorliegen einer Infektion mit HPV zu diagnostizieren, wird die HPV-DNA in der Regel über PCR oder Hybridisierungstechniken nachgewiesen. Immunoassays wie beispielsweise ELISA konnten sich nicht durchsetzen. (Suerbaum et al. 2012; Hesselink et al. 2005) Die Sensitivität und Spezifität des Nachweisverfahrens ist vor allem von der Körperstelle, von welcher die Probe entnommen wurde, sowie der Art der Probenentnahme (beispielsweise Abstrich oder Gewebsentnahme) abhängig. (CDC/NCIRD)

Der Nachweis von Antikörpern gegen das späte Gen L1 ist vor allem für epidemiologische Studien und Impfstudien hilfreich. Die Antikörper werden nach der Infektion synthetisiert und sind für gewöhnlich noch viele Jahre selbst nach vollständiger Bekämpfung des Virus nachweisbar. (Dillner J and Brown DR 2004 Apr 20)

2.1.6 Therapie

Es existiert keine einheitliche Medikation für eine HPV-Infektion. Sie ist in erster Linie von der klinischen Manifestation des Erregers abhängig. So kann man Warzen chemisch-lokal (5'-Fluoruracil, Salizylsäure, Trichloressigsäure), durch eine Kryotherapie oder durch eine chirurgische Abtragung (Kürettage, Laser, Loop-Exzision) entgegenwirken. Bei Kondylomen und Larynpapillomen ist eine antivirale und immunmodulatorische Therapie durch eine Interferon-Gabe sinnvoll. Bei höhergradigen Dysplasien ist meist die operative Entfernung indiziert. (Suerbaum et al. 2012; Doerr 2008, 12; CDC/NCIRD)

2.2 Impfung

2.2.1 Impfstoffe

Der Nachweis der HPV-Ätiologie des Gebärmutterhalskrebses durch Harald zur Hausen im Jahre 1983 und der darauf folgenden Entwicklung eines Impfstoffes zählt zu den größten Meilensteinen der Virologie. (Doerr 2008, 2) Aktuell existieren drei unterschiedliche Impfstoffe gegen HPV. Diese unterscheiden sich in erster Linie in der Anzahl an HPV-Typen, gegen welche sie schützen sollen. 2006 brachte die Firma Merck aus Darmstadt den quadrivalente HPV-Impfstoff (HPV4) mit dem Handelsnamen Gardasil® auf den Markt. Eine Dosis von 0,5 ml Gardasil® enthält die L1-Proteine der HPV-Typen 6, 11, 16, 18 (20 μg, 40 μg, 40 μg, 20 μg) und ein Aluminium basiertes Adjuvant. (CDC/NCIRD) Etwa ein Jahr später kam es zu der Markteinführung des Impfstoffes Cervarix® des US amerikanischen Herstellers GlaxoSmithKline (GSK). Cervarix® ist ein bivalenter Impfstoff und schützt gegen die Typen 16 und 18. Die Hersteller warben bei der Einführung mit höheren Antikörpertitern und einer langanhaltenden Immunantwort aufgrund eines neuartigen Adjuvants. Tatsächlich hat die Mehrzahl der auf die Markteinführung folgenden Vergleichsstudien einen signifikant höheren Titer der neutralisierenden Antikörper gegen HPV 16 und 18 bei der Impfung mit Cervarix® im Vergleich zu Gardasil® nachweisen können. Allerdings zeigten sich bei der Impfung mit Cervarix® auch deutlich mehr Nebenwirkungen. Zur Beurteilung der Dauer des Impfschutzes stehen Langzeitstudien noch aus. (Einstein et al. 2009; Toft et al. 2014; Barzon et al. 2014)

Februar 2015 wurde ein neuer aktuell noch nicht verfügbarer Impfstoff mit dem Handelsnamen Gardasil 9® zugelassen. Dieser Impfstoff schützt neben den von Gardasil® bereits abgedeckten HPV-Typen gegen fünf weitere HPV-Typen: 31, 33, 45, 52, 58. (Petrosky E, Bocchini Jr JA, Hariri S, Chesson H, Curtis CR, Saraiya M März, 2015) Durch diesen Impfstoff könnten statt 70 % durch die bisherigen Impfstoffe 90 % der invasiven Zervixkarzinome verhindert werden. (Serrano et al. 2012; Joura et al. 2015)

2.2.2 Impfempfehlung und Impfprävalenz

2.2.2.1 National

Die HPV-Impfung durch die Impfstoffe Cervarix beziehungsweise Gardasil zählen seit 2007 in Deutschland zu den Standardimpfungen. Die Impfung ist ausschließlich für Frauen vorgesehen. Im Jahre 2014 wurde das empfohlene Alter bei der Impfung von 12 – 17 Jahre auf 9- 14 Jahre (9 – 13 Jahre für Gardasil) herabgesetzt. Das Impfalter wurde anfänglich höher gewählt, da man die Dauer des Impfschutzes noch schwer abschätzen konnte. Es schien daher sinnvoll, den Zeitpunkt der Impfung zeitnah zu der ersten Exposition durch sexuelle Aktivitäten zu wählen. Mehrere Langzeitnachbeobachtungen konnten allerdings keine Abnahme der Effektivität der Impfung fünf Jahren nach Grundimmunisierung nachweisen. Zudem konnten Studien zeigen, dass der Impfstoff bei 10 – 14 jährigen Mädchen eine höhere Immunantwort hervorruft, als bri jungen Frauen. Dies ist auch der Grund, warum bei einem Impfalter von 9 – 13 beziehungsweis 9 – 14 Jahre zwei Dosen als ausreichend gelten. Wird die Impfung zu einem späteren Zeitpunkt aufgenommen, werden drei Dosen empfohlen. (Robert Koch-Institut (RKI); European Medicines Agency 2014). Der Impfstoff wird intramuskulär injiziert, vornehmlich in den Schultermuskel.

Die aktuelle Impfprävalenz in Deutschland liegt zwischen 40 – 50 Prozent. Wobei sich Ostdeutschland (52,3 %) und Westdeutschland (37,5 %) in der Impffreudigkeit deutlich unterscheiden. Zudem ergab eine Studie, dass die Impfprävalenz in der mittleren sozioökonomischen Schicht signifikant höher ist als in der unteren beziehungsweise oberen sozioökonomischen Schicht. (Poethko-Müller u. Buttmann-Schweiger 2014)

2.2.2.2 International

Die HPV-Impfung war im Jahr 2013 in 45 Ländern (23 %) verfügbar. In vier Ländern (2 %) war die Einführung der Impfung in der Planung. In 145 Ländern (75 %) hingegen war die Impfung auf unbestimmte Zeit für Bevölkerung nicht zugänglich. (Abbildung 4) (World Health Organization 29.05.2013) Seit Ende 2014 ist die HPV-Impfung in 63 Ländern (30 %) verfügbar. (World Health Organization)

Die Impfprävalenz von 49 % in den USA ist mit der Impfprävalenz in Deutschland vergleichbar. In den Ländern Australien, Dänemark und Großbritannien ist die Impfprävalenz mit 70, 79 und 80 % jeweils am höchsten. (Poethko-Müller u. Buttmann-Schweiger 2014)

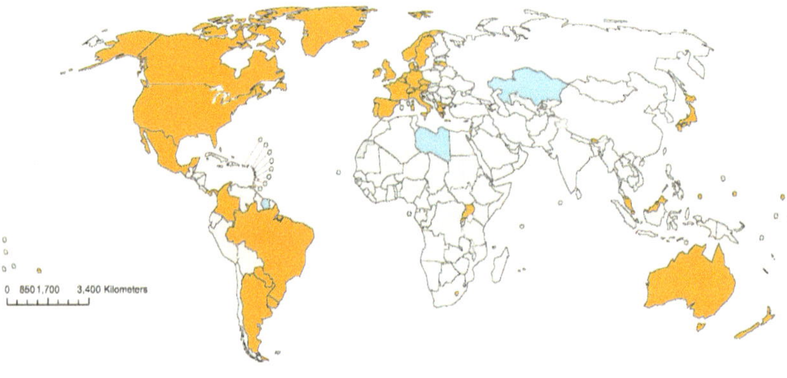

Abbildung 4 Übersicht über die weltweite Verfügbarkeit des HPV-Impfstoffes. Orange markierte Länder: Impfstoff verfügbar; Blau markierte Länder: Impfstoffeinführung angedacht; Hellgrau markierte Länder: Impfstoff auf unbestimmte Zeit nicht verfügbar; Dunkelgrau markiertes Land: N/A; Stand: 29. Mai 2013 (World Health Organization 29.05.2013)

Die HPV-Impfung für Männer mit dem Impfstoff Gardasil wird bereits in mehreren Ländern empfohlen. (2011; Bundesamt für Gesundheit) Australien hingegen ist zur Zeit das einzige Land, dass die HPV-Impfung für Männer mit öffentlichen Mitteln finanziert. Möchte man sich beispielsweise in Deutschland als Mann gegen HPV impfen lassen, zahlt man pro Impfdosis

156,38 €, also etwa 470 € für eine vollständige Impfung. (Krebsinformationsdienst u. Krebsforschungszentrum 01.09.2014)

2.2.3 Nebenwirkungen und Kontraindikationen

Die Großteil der beobachteten Nebenwirkungen beschränken sich auf lokale Reaktionen wie Schmerz, Rötung und Schwellung (20 – 90 %). 10 – 13 % Patientinnen wiesen innerhalb der 15 folgenden Tagen nach Injektion eine leicht erhöhte Temperatur von durchschnittlich 37, 8 Grad auf. (CDC/NCIRD) Neben erhöhter Temperatur gehören Kopfschmerzen zu den häufigsten beobacheteten systematischen Nebenwirkungen. Studien an Männern ergaben ein gleiches Muster an Nebenwirkungen. (European Medicines Agency 2014; Food and Drug Administration) Eine Studie mit n = 600.000 widerlegte einen Zusammen von der HPV-Impfung mit schwereren Nebenwirkungen wie beispielsweise Guillan-Barre Syndrom (GBS), Schlaganfall, venöse Thromoembolien (VTE), Apendizits, Ohnmacht oder anaphylaktischen Schock. (Gee et al. 2011) Da es sich nicht um einen Lebendimpfstoff handelt, können auch Immunsupprimierte Personen die HPV-Impfung erhalten. Dies ist vor allem für die stark gefährdete Gruppe der HIV-infizierten wichtig. Die Immunantwort und somit die Effizienz der Impfung kann bei Immunsupprimierten allerdings geschwächt sein. (ACIP, 2011)

2.2.4 Präventive Wirksamkeit

Die HPV-Impfung löst eine starke Immunantwort aus. Mehr als 99 % der Geimpften weisen einen Monat nach Gabe der dritten Dosis Antikörper gegen die jeweiligen HPV-Typen auf. Ein minimaler Titer der noch protektiv wirkt, konnte bis dato noch nicht ermittelt werden. Ebenso die Dauer der Wirksamkeit ist noch nicht bekannt (CDC/NCIRD)

Die Effizienz der HPV-Impfung lässt sich nicht pauschalisieren, da sie von mehreren Faktoren abhängig ist. Die Effizienz der HPV-Impfung ist für die unterschiedlichen Krankheitsbilder verschieden. Zudem wird bei Frauen in der Regel eine höhere Effizienz der Impfung als beim Mann angenommen. (Abbildung 5)

Geschlecht	Männer				Frauen			
HPV-Typ	6	11	16	18	6	11	16	18
Cervix-, Vaginal & Vulvar-Erkrankungen	-	-	-	-	-	-	98,8	98,4
Anal-Erkrankungen	-	-	78,7	96	-	-	98,8	98,4
Penis-Erkrankungen	-	-	78,7	96	-	-	-	-
Genitalwarzen & HPV 6, 11	49	57	-	-	76,1	76,1	-	-

Einheit: %

Abbildung 5: Effizienz der HPV-Impfung für unterschiedliche Erkrankungen bei beiden Geschlechtern (abgeändert nach (Marty R, Roze S, Bresse X, Largeron N, Smith-Palmer J))

Zahlreiche Studien haben sich mit der Wirksamkeit der HPV-Impfung bei Männern beschäftigt. Sowohl die alleinige Impfung von Frauen, als auch die Impfung von Mann und Frau (geschlechtsneutrale Impfung) haben einen deutlichen Rückgang unterschiedlicher Krankheitsbilder bei beiden Geschlechtern zur Folge. (Abbildung 5)

Vor allem für MSM ist ein wesentlicher Benefit durch eine geschlechterneutrale Impfung zu erkennen. Durch diese würden 88 % beziehungsweise 75 % HPV-assoziierter Genitalwarzen beziehungsweise analinvasiver Neoplasien bei homosexuellen Männern verhindert werden können. (Food and Drug Administration)

3 Ergebnisse

3.1 Übersicht

Die untersuchten Studien nahmen jeweils eine gesundheitsökonomische Evaluation der HPV-Impfung beim Mann vor. Sie fanden im Zeitraum 2007 – 2015 statt. Keine der Studien sprach sich entschieden gegen die HPV-Impfung mein Mann aus. Allerdings wurden in den meisten Studien (aus gesundheitsökonomischer Sicht) Bedenken an der HPV-Impfung geäußert. Vier der zehn untersuchten Studien sprachen sich für eine HPV-Impfung am Mann aus. Grund für die unterschiedlichen Ergebnisse der Studien, sind verschiedene zugrunde liegende Annahmen. (Anhang) Die Annahmen werden im Folgenden einzeln behandelt. Es wird jeweils darauf eingegangen, wie die Ausprägung der jeweiligen Annahme das Ergebnis der Evaluation beeinflussen kann. Zur Veranschaulichung werden Beispiele aus den Studien herangezogen.

3.2 QALY-Ansatz

Das QALY (engl. Quality adjusted life years) - Konzept ist ein nützliches Instrument zur gesundheitsökonomischen Evaluation. Beim Vergleich unterschiedlicher Behandlungsalternativen oder im konkreten Beispiel bei der Einführung einer neuen Impfempfehlung müssen die Kosten und Nutzen gegeneinander abgewogen werden. Vor allem die Definition des Nutzens fällt hierbei schwer. Aspekte wie die Lebensqualität und die Lebenserwartung sollten hierbei jedoch als Grundlage der Beurteilung dienen. Diese gleichzeitige Berücksichtigung von gewonnener Lebenszeit und Lebensqualität wird mit der Anwendung des QALY-Konzeptes möglich gemacht. (Lauterbach 2013)

Das QALY-Konzept wurde 1968 von Klarman et al. entwickelt. (Breyer et al. 2013, 28) Ein qualitätskorrigiertes Lebensjahr (QALY) ist eine Kennzahl und entspricht einem Lebensjahr in vollständiger Gesundheit. Es errechnet sich aus dem Produkt der durch die neue Behandlungsalternative gewonnenen Lebensqualität und Lebensjahre. Die gewonnene Lebensqualität wird durch eine Befragung ermittelt. Hierbei wird den Befragten eine Skala von null bis eins angeboten. Werte mit bis zu einer Stelle nach dem Komma sind möglich. Ein Wert von eins entspricht dem Empfinden vollständiger Gesundheut und ein Wert von null ist gleichzusetzen mit dem Tod. Auch Werte kleiner null sind möglich, wenn der Gesundheitszustand schlechter als der Tod bewertet wird. Conway et al. haben eine solche Befragung für HPV-assoziierte Krebserkrankungen an 120 Probanden durchgeführt. (Conway et al. 2012) Die für die jeweiligen Krebserkrankungen ermittelten Lebensqualitäten waren stark von dem Krebsstadium und dessen Behandlungsmaßnahme abhängig. Die Beurteilung der Lebensqualität sollte bei einem längeren Zeitraum der jeweiligen Krankheit mehrmals bestimmt werden, da diese hierbei Schwankungen unterliegen kann. (Lauterbach 2013)

Tabelle 1 Durch Befragung ermittelte Lebensqualität bei HPV-assoziierten Karzinomen (Daten von [14])

Krebs	Krebsstufe	Behandlung	Lebens-qualiität
Anal	I-III	Chemoradiotherapie	0,57
Oropharynx	II/III	Nackensektion und Chemotherapie und/oder Radiotherapie und/oder Operation	0,58
Penis	I	Lasertherapie, keine Entstellung	0,79
Vulva	I	Weite radikale Ektomie, Lymphknoten-Sezierung	0,65
Vaginal	I	Chemoradiotherapie, Lymphknoten-Sezierung	0,59

Deutlicher Vorzug des QALY-Konzeptes ist das einfach nachvollziehbare und gut zu überblickende Verfahren. Es enthält in Form einer Kennzahl wichtige Informationen zur gesundheitsökonomischen Entscheidungsfindung.

Sieben der zehn Studien haben zur Beurteilung der HPV-Impfung beim Mann das QALY-Konzept in ihre Entscheidungsfindung einfließen lassen. (Anhang)

In den Studien wurden die Kosten pro gewonnenem qualitätskorrigiertem Jahr durch die HPV-Impfung ermittelt. Diese betrugen für die geschlechtsspezifische Impfung im Durschnitt $ 13.374 (± 7.819) / QALY und für die geschlechtsneutrale Impfung im Durchschnitt $ 110.165 (± 56.956) / QALY[1]. (Elbasha et al. 2007; Burger E, Sy S, Nygard M, Kristiansen I, Kim J, 2; Kim 2010) Wobei diese wiederum von mehreren Faktoren abhängig waren. Diese Faktoren werden in den folgenden Kapiteln erläutert.

Für welche Art der Impfstrategie sich die Studie auf Basis der Kosten pro QALY aussprach, lag an der festgelegten Grenze, welche die Kosten pro QALY beziehungsweise das ICER (eng. Incremental cost-effectiveness ratio) nicht überschreiten durfte/n um als kosteneffektiv angesehen zu werden.

Die Verwendung von QALYs als Grundlage für Entscheidungen im Gesundheitssystem ist nach wie vor umstritten. (Martschinke B, Tunder R 2014) Daher gibt es keine offiziell festgelegte Grenze, ab wann ein QALY als kosteneffektiv anzusehen ist. Die hier untersuchten Studien arbeiteten lediglich mit der „meist zitierten" Grenze für QALYs. Diese Grenze lag bei den US amerikanischen Studien bei $ 50.000 / QALY (Jane J. Kim 2010; Kim 2010) und bei der norwegischen Studie bei $ 83.000 / QALY (Burger E, Sy S, Nygard M, Kristiansen I, Kim J, 2). Waren die für die genderneutrale Impfung ermittelten Kosten pro QALY unter der angegebenen Grenze, so wurde diese als kosteneffektiv erachtet.

[1] Die durchschnittlichen Kosten pro QALY wurden zur besseren Vergleichbarkeit ausschließlich anhand von Studien ermittelt, welche sowohl Werte für die geschlechtsspezifische, als auch für die geschlechtsneutrale Impfung angaben.

Die Ergebnisse der Studien, welche das QALY-Konzept zu Grunde legten, sind vor allem davon abhängig, wie hoch die Lebensqualität der Patienten bei den jeweiligen HPV-assoziierten Erkrankungen eingeschätzt wird. Je niedriger die jeweilige Lebensqualität eingeschätzt wird, umso kosteneffektiver erscheint die HPV-Impfung insgesamt und umso wahrscheinlicher ist es, dass die Kosten für die geschlechtsneutrale Impfung unter die meist zitierte Grenze des ICER fallen. Dies lässt sich anhand eines Beispiels verdeutlichen: Man nehme an, die durchschnittliche Lebenserwartung nach Erstdiagnose eines Analkarzinoms betrage zehn Jahre. In dem ersten Szenario wird die durchschnittliche Lebensqualität bei einem Analkarzinom auf 0,7 geschätzt. Daraus ergeben sich 0,7*10 = 7 QALYs. Durch eine vorangegangene Impfung hätte das Analkarzinom verhindert werden können und der Patient hätte somit die 10 Jahre bei vollster Gesund verbracht, woraus sich 1*10 = 10 QALYs ergeben. Durch eine Impfung hätte man also 3 QALYs gewonnen. Bei einem Impfkostenpreis von 470 € ergäbe sich hieraus ein ICER von 157 € / QALY[2]. In dem zweiten Szenario nehme man eine durchschnittliche Lebensqualität bei einem bestehenden Analkarzinom von 0,5 an. Daraus ergeben sich in diesem Beispiel 0,5*10 = 5 QALYs. Durch eine Impfung wären also 5 QALYs hinzugewonnen worden. Analog zu dem obigen Beispiel ergäbe sich hieraus ein ICER von 94 € / QALY.[3]

3.3 Impfpreis

Mehrere Studien haben gezeigt, dass die Kosten für eine HPV-Impfung die Attraktivität der genderneutralen Impfung beeinflussen können. Bezüglich der Kosten für eine 3-Dosis HPV-Impfung gingen die Studien im Durchschnitt von $ 371 ± 114 aus. Dies entspricht im Durchschnitt 124 ± 38 angenommenen Dollar je HPV-Dosis. (Kim u. Goldie 2009; Burger E, Sy S, Nygard M, Kristiansen I, Kim J, 2; Jane J. Kim 2010; Elbasha u. Dasbach 2010)

Für Norwegen wurden die Kosten pro QALY bei einer geschlechtsneutralen Impfung in Abhängigkeit der Impfkosten kalkuliert (Abbildung 6). Die Graphik zeigt zudem den im vorherigen Kapitel besprochenen Einfluss des gewählten klinischen Endpunktes auf die Kosten-Nutzen-Rechnung. Bei den im Durschnitt angenommenen Kosten von $ 124 je HPV-Dosis läge die geschlechtsneutrale Impfung noch im Akzeptanzbereich bezüglich der Kosten pro QALY.

---

[2] Dieses ICER ist im Verhältnis zu denen in den Studien errechneten so gering, da bei dieser Rechnung die Annahme zu Grunde liegt, dass nur die Personen geimpft werden, welche ansonsten eine entsprechende Erkrankung entwickeln würden.

[3] Diese Beispielrechnung vernachlässigt die Tatsache, dass der Patient ohne Analkarzinom noch über die zehn Jahre hinaus weiterleben würde. Um diese Gegebenheit genau realitätsgetreu darzustellen, müssten weiterführende Korrekturrechnungen, beispielsweise anhand des Markov-Modells, angestellt werden. Roeder (2009, 140) Der ICER würde dann noch niedriger ausfallen.

Dies allerdings nur, wenn alle HPV-assoziierten Erkrankungen als relevant erachtet werden. Dazu zählen beispielsweise auch benigne Tumore wie Genitalwarzen.

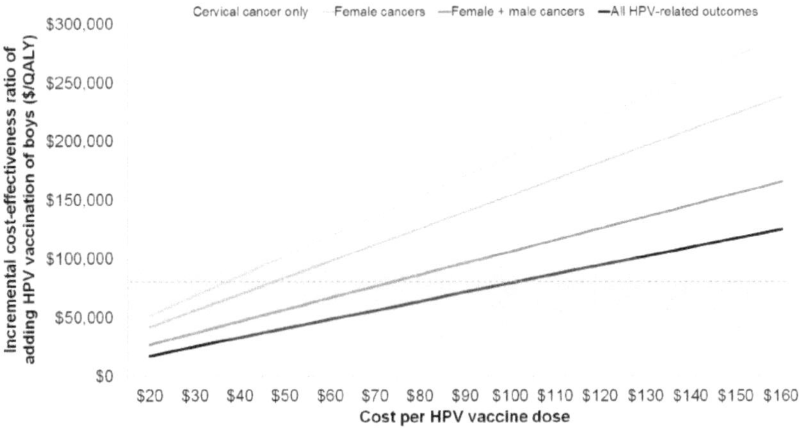

Abbildung 6: Kosten pro QALY bei einer geschlechtsneutralen Impfung in Abhängigkeit der Kosten pro HPV-Impfdosis. Der graue Bereich zeigt den Bereich, in welchem die Kosten pro QALY laut unterschiedlicher Studien liegen dürfen, damit sie als kosteneffektiv angesehen werden. Die gepunktete Linie zeigt die in Norwegen meist zitierte Grenze ($ 83/QALY) (Burger E, Sy S, Nygard M, Kristiansen I, Kim J, 6)

3.4 Impfprävalenz

In wie weit es Sinn macht Jungen in das Impfprogramm aufzunehmen, hängt auch davon ab, wie hoch die Impfprävalenz unter Mädchen ist. Je höher die Impfprävalenz bei Mädchen ist, desto weniger lukrativ erscheint die geschlechtsneutrale Impfung. Dies zeigt sich im Kapitel „Klinische Endpunkte" bei Abbildung 8. Je höher die Impfrate unter Frauen, desto mehr Männer müssen geimpft werden, um ein QALY zu gewinnen. Sind 0 % der Frauen geimpft, müssen 466 Jungen geimpft werden, um einen Krebsfall (Oropharynxkarzinom, Analkarzinom oder Peniskarzinom) zu verhindern. Sind 90 % der Frauen geimpft, müssen hingegen 1735 Jungen geimpft werden, um einen Effekt zu erzielen. Bei einer Impfrate von 60 %, was in etwa deutschen Verhältnissen entspricht, müssten 795 Jungen geimpft werden. (Bogaards J, Wallinga J, Brakenhoff R, Meijer C, Berkhof J 2015) In Anlehnung an diese Studie, könnte man in Deutschland also die Kosten einer Krebsbehandlung gegen die Kosten von 795 Impfungen (795 * 470 € = 373.650 €) abwägen, um eine Entscheidung bezüglich der geschlechtsneutralen Impfung zu fällen. Wobei die Impfung der

Jungen nicht nur die oben aufgezählten Karzinome verhindern würde, sondern auch zur Reduktion von Karzinomen bei Frauen und weiteren Erkrankungen wie beispielsweise den Genitalwarzen führen würde.

Auch Chesson et al. beschrieben diese Beziehung. Bei einer Impfprävalenz von 20 % unter Frauen ergaben sich Kosten von $ 23.600 pro QALY für die Impfung des Mannes. Lag die Impfprävalenz unter Frauen allerdings bei 75 %, so stiegen die Kosten für die Impfung des Mannes auf $ 184.000 pro QALY. (Chesson et al. 2011)

3.5 Homosexualität

Drei der zehn Studien haben homosexuelle Männer (men who have sex with men . MSM) berücksichtigt. Die norwegische Studie von Burger et al. hat hierfür die angenommene Herdenimmunität für Männer bei einer geschlechtsspezifischen Impfung systematisch gesenkt. (Burger E, Sy S, Nygard M, Kristiansen I, Kim J) In der Studie von Bogaards et al. wird davon ausgegangen, dass auch MSM durch bisexuelles Verhalten durch die Impfung der Frauen profitieren. Allerdings hat die Impfung der Frauen in der Studie von Bogaards et al. keinen Einfluss auf die verhältnismäßig hohe HPV-Prävalenz unter MSM. (Bogaards J, Wallinga J, Brakenhoff R, Meijer C, Berkhof J 2015) Die geschlechtsspezifische Impfung wurde durch diese zusätzlich berücksichtigten Faktoren weniger attraktiv.

Kim hat eine Kosteneffektivitätsanalyse für die HPV-Impfung ausschließlich von MSM vorgenommen. Die HPV-Impfung bei MSM zeigte sich als eindeutig kosteneffektiv. Selbst bei einem höheren Impfalter und vorheriger Exposition gegenüber HPV-Typ 16 oder 18 wurde die Impfung von MSM als gesundheitsökonomisch attraktiv erachtet. (Jane J. Kim 2010) (Abbildung 7)

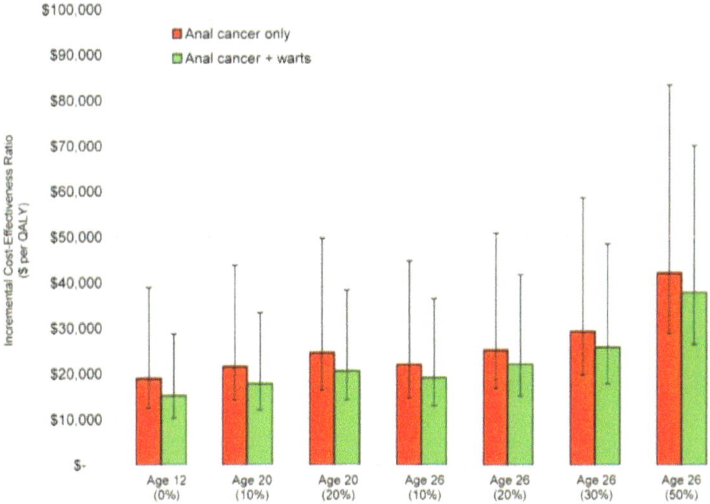

Abbildung 7 Einfluss des Impfalters, vorheriger Exposition gegenüber HPV-Typen 16/18 und klinischem Endpunkt auf ICER bei MSM Impfung Annahmen: Impfprävalenz 50 %, 90 % Effizienz, 25 % HIV-positiv; gestrichelte Linie: meist zitierte ICER Grenze in USA: $ 50.000 (Jane J. Kim 2010)

3.6 Klinische Endpunkte

In wie weit die geschlechtsneutrale Impfung als sinnvoll erachtet wird, hängt zu einem beträchtlichen Teil davon ab, welche klinischen Endpunkte betrachtet werden. Die gesundheitsökonomischen Studien untersuchten, welche Krankheiten in welchem Umfang durch die zusätzliche HPV-Impfung des Mannes verhindert werden können, welche Kosten dadurch vermindert werden würden und inwiefern die Lebensqualität und -dauer eine Verbesserung erfahren würde. Generell lässt sich sagen, je größer die Zahl an berücksichtigten Krankheitsbildern war, desto größer wurde der Nutzen einer geschlechtsneutralen Impfung eingeschätzt.

Die Studien unterschieden sich teilweise stark in den gewählten klinischen Endpunkten. Diese umfassten beispielsweise ausschließlich die Indikationen, für welche die HPV-Impfung ursprünglich vorgesehen war, alle Krankheiten, welche mit HPV in Verbindung gebracht werden, oder ausschließlich die Prävalenz bestimmter HPV-Typen.

Eine US amerikanische Studie verglich den Nutzen der geschlechtsneutrale Impfung zum einen wenn nur die offiziellen Indikationen der HPV-Impfung berücksichtigt werden und zum anderen wenn alle Krankheiten, welche mit den HPV-Typen 6/11/16/18 assoziiert werden, berücksichtigt werden. Für ersteres wurde ein Kosten-Nutzen von $ 69.000 / QALY und für letzteres ein Kosten-Nutzen von $ 25.700 / QALY ermittelt. (Elbasha u. Dasbach 2010)

Die Studien beleuchteten teilweise, ob es sinniger ist, die Impfprävalenz der Bevölkerung zu erhöhen, indem man die HPV-Impfung auf den Mann ausweitet oder indem man die Impfprävalenz unter den Frauen erhöht. Welche der Alternativen den größeren Nutzen brachte, war ebenfalls von den betrachteten klinischen Endpunkt abhängig. So erzielte die theoretische Ausdehnung der Impfprävalenz von 60 % geimpfter Frauen auf 90 % geimpfter Frauen beispielsweise im Bezug auf Oropharynx-Karzinome einen deutlichen Effekt. Im Bezug auf Analkrebs hatte die Erhöhung der Impfprävalenz unter Frauen allerdings vergleichsweise wenig Einfluss. (Abbildung 8)

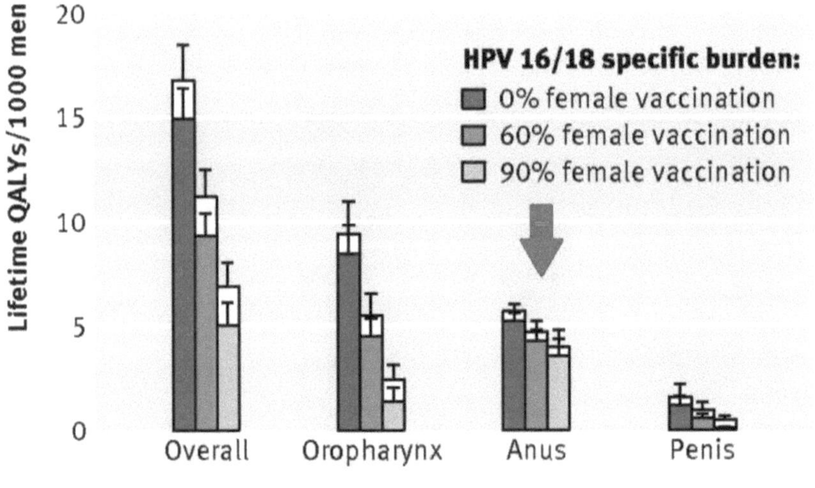

Abbildung 8: Auswirkung der Impfprävalenz bei Frauen auf die Bürde HPV-assoziierter Karzinome im Mann in Abhängigkeit des Karzinoms. Jeweilige Balkenhöhe zeigt an, wie viele QALYs durch die Impfung je 1000 Männern erreicht werden. Der farbig markierte Anteil des Balkens bezieht sich ausschließlich auf HPV-16/18 assoziierte Karzinome. Der weiße Anteil des Balkens umfasst alle HPV-assoziierten Karzinome. Beim Anuskarzinom erzielt die Erhöhung der Impfprävalenz unter Frauen den geringsten Effekt (Roter Pfeil). (Bogaards J, Wallinga J, Brakenhoff R, Meijer C, Berkhof J 2015)

Eine europäische Studie veranschaulichte den Nutzen der geschlechtsneutralen Impfung zum einen in Abhängigkeit der Karzinomfälle im Mann und zum anderen in Abhängigkeit der Karzinomfälle in der Frau. Betrachtete man nur die Krebsgeschehen im Mann (65 % Reduktion) zeigte sich ein deutlicherer Nutzen der geschlechtsneutralen Impfung, als wenn nur das Krebsgeschehen in der Frau (40 % Reduktion) betrachtet wurde. (Abbildung 9)

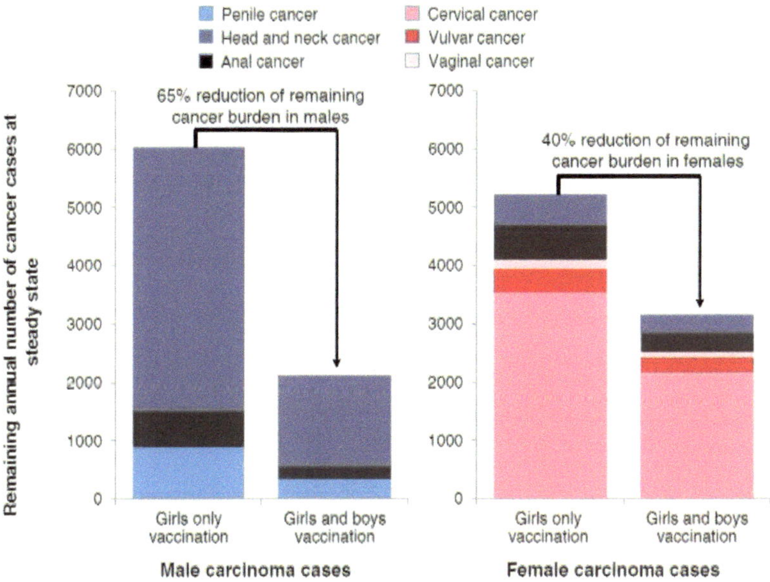

Abbildung 9: Jährliche Anzahl HPV 16/18 induzierter Karzinomfälle bei Frauen und Männern in Abhängigkeit der Impfstrategie. Die Graphik soll den Zustand in 100 Jahren zeigen, bei einem angenommenen Impfalter von 12 Jahren und einer Impfprävalenz von 70 %. Links: Karzinomfälle beim Mann; Rechts: Karzinomfälle bei der Frau. (Marty R, Roze S, Bresse X, Largeron N, Smith-Palmer J)

3.7 Impfstoffwirksamkeit

Die im Durchschnitt von den Studien prognostizierte Effektivität der HPV-Impfung lag bei 92 %. (Elbasha et al. 2007; Brisson et al. 2011; Hartwig et al. 2012b; Jane J. Kim 2010; Burger E, Sy S, Nygard M, Kristiansen I, Kim J, 2; Burger E, Sy S, Nygard M, Kristiansen I, Kim J, 2; Kim u. Goldie 2009; Marty R, Roze S, Bresse X, Largeron N, Smith-Palmer J, 2; Elbasha u. Dasbach

2010) Diese wurde teilweise für die verschiedenen Erkrankungen (Marty R, Roze S, Bresse X, Largeron N, Smith-Palmer J, 2; Elbasha u. Dasbach 2010) oder die Geschlechter (Burger E, Sy S, Nygard M, Kristiansen I, Kim J, 2; Kim u. Goldie 2009) unterschiedlich festgelegt.

Vor allem die Wirksamkeit der Impfung im Mann spielt eine Rolle bei der Beurteilung der geschlechtsneutralen Impfung. Über die Wirksamkeit liegen bislang allerdings noch vergleichsweise wenige Daten vor. Eine internationale Studie hat die Wirksamkeit von einem quadrivalenten HPV-Impfstoff an Männern zwischen 16 und 26 Jahren untersucht. Für Genitalwarzen erwies sich der Impfstoff beim Mann zu 89,4 % wirksam. Dies legt eine Wirksamkeit gegen HPV-assoziierte Karzinome nahe, dennoch muss dies erst noch durch zukünftige Studien bestätigt werden. Die gesundheitsökonomischen Studien, welche für den Mann eine von der Frau abweichende Wirksamkeit des Impfstoffes annahmen, gingen im Durchschnitt von einer Wirksamkeit von 80 % aus. (Marty R, Roze S, Bresse X, Largeron N, Smith-Palmer J, 2; Elbasha u. Dasbach 2010)

Kim und Goldie verdeutlichen in ihrer Studie, welchen Einfluss die Wirksamkeit des Impfstoffes beim Mann auf die Kosten pro QALY hat. Geht man von einer Wirksamkeit von 90 % aus, so ergeben sich im Bezug auf Zervixerkrankungen beziehungsweise im Bezug auf alle HPV-assoziierten Erkrankungen Kosten von $290.290 beziehungsweise $90.870 pro QALY. Bei einer Annahme von 75 % Effizienz beim Mann steigen die Kosten pro QALY auf $382.869 beziehungsweise $123.940 an. (Abbildung 10)

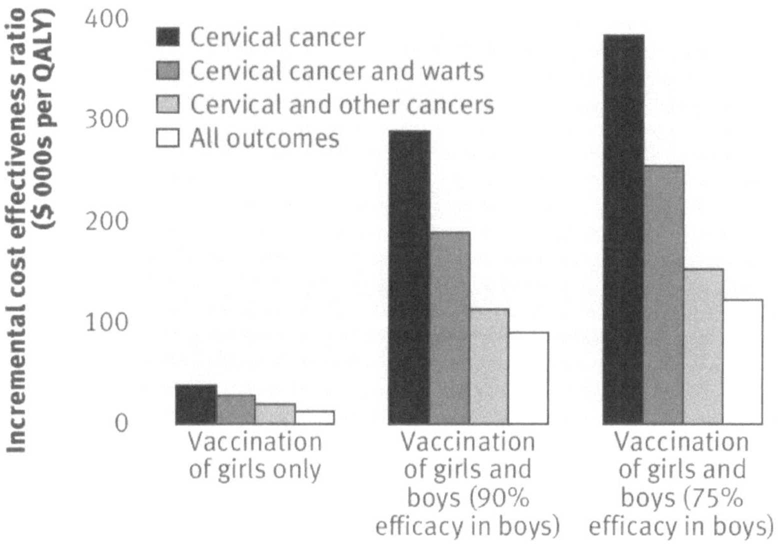

Abbildung 10 Einfluss der Impfstoffwirksamkeit beim Mann auf ICER. Bei Frauen wurde eine Impfstoffwirksamkeit von 100 % angenommen. (Kim u. Goldie 2009)

In der Regel gingen die Studien von einem lebenslangen Schutz durch den Impfstoff aus. Ging man beispielsweise nur von einer 20 jährigen Protektion der Impfung aus, so betrugen die Kosten pro QALY für eine geschlechtsspezifische Impfung $120.000 statt $20.999 und für eine geschlechtsneutrale Impfung $350.000 statt $114.510. (Kim u. Goldie 2009) Da der HPV-Impfstoff erst seit neun Jahren in Gebrauch ist, lässt sich dessen Wirksamkeitsdauer bisher nur schwer abschätzen.

3.8 Transmission

Für die gesundheitsökonomische Beurteilung der HPV-Impfung benutzten die Studien unterschiedliche Transmissionsmodelle. Diese machen Annahmen darüber, auf welche Weise und wie effektiv sich der Virus in der Population verbreitet. Bei den Modellen kann es sich um konstante oder dynamische handeln. Konstante Modelle nehmen eine gleichbleibende Infektionsrate an. Bei den dynamischen Modellen liegt die Annahme zugrunde, dass sich die Infektionsrate mit der Zeit verändert. Beispielsweise durch eine erhöhte Impfprävalenz kommt es zu einer sogenannten Massenimmunität. Aufgrund der sinkenden Anzahl der infektiösen Individuen in der Population nimmt die Infektionsrate im Laufe der Zeit ab.

Konstante Modelle neigen in der Regel dazu, die Kosteneffektivität der Impfung zu unterschätzen. Bei dynamischen Modellen nimmt die errechnete Kosteneffektivität mit der Zeit ab, da die Durchseuchungsrate mit der Zeit immer weiter sinkt und somit durch eine Impfung weniger Krankheiten beziehungsweisen Kosten verhindert werden können. Ab einem bestimmten Zeitpunkt wird bei dem dynamischen Modell ein konstanter Wert für die Kosteneffektivität erreicht. Dieser tritt ein, sobald sich im System ein Gleichgewicht zwischen Präimmunisierung und Postimmunisierung eingestellt hat. (Edmunds et al. 1999)

4 Diskussion

4.1 QALY-Ansatz

4.1.1 Vor- und Nachteile

70 % der in dieser Arbeit untersuchten Studien haben den QALY-Ansatz als Basis für ihre gesundheitsökonomische Evaluation gewählt. Der QALY-Ansatz ist ein Instrument der Kosten-Nutzwert-Analyse. Da es sich um ein Modell mit dem primären Ziel der Komplexitätsreduktion handelt, kann es nicht alle Eventualitäten der Realität berücksichtigen und stößt somit teilweise an Grenzen.

Wie oben beschrieben, errechnet sich der QALY-Wert durch die einfache Multiplikation von Lebensdauer und Lebensqualität. Somit wird diesen beiden Parametern eine äquivalente Bedeutung zugesprochen. Hierbei ist es fraglich, ob der Gewinn von zehn Lebensjahren mit einer bewerteten Lebensqualität von 0,5 mit dem Gewinn von fünf Lebensjahren in empfundener vollständiger Gesundheit gleichzusetzen ist. In beiden Fällen würden sich aus der Multiplikation fünf qualitätskorrigierte Lebensjahre ergeben. (Lauterbach 2013, 345–346) Auch die Gleichsetzung der Abstände zwischen der gewonnenen Lebensqualität ist kritisch zu betrachten. Der Zugewinn an Lebensqualität von 0,1 auf 0,2 wird rechnerisch mit dem Zugewinn von 0,9 auf 1,0 gleichgesetzt. Bei ersterem handelt es sich allerdings im Gegensatz zu letzterem um eine Verdopplung der Lebensqualität.

Generell stellt wohl die Bewertung der krankheitsspezifischen Lebensqualitäte die größte Herausforderung beim QALY-Ansatz dar. Es werden unterschiedliche Methoden praktiziert, um die Lebensqualität bei einem Krankheitsverlauf zu beurteilen. Hierfür gibt es keine Vereinheitlichung, sodass für die gleichen Krankheiten in der Literatur teilweise unterschiedliche Lebensqualitäten angenommen werden. (Conway et al. 2012)

Ebenso ethisch kritisch diskutierbar ist die Gleichsetzung eines jungen Lebens mit einem alten Leben. Der QALY-Ansatz differenziert nicht, ob bei einer 20-Jährigen oder einer 80-Jährigen Person ein Zugewinn an zehn QALYs erlangt werden kann. Hier könnte man beispielsweise die Überlegung anstellen, für Kinder eine höhere Grenze für die Zahlungsbereitschaft je QALY festzusetzen, sodass ein QALY bei Kindern mehr kosten darf.

Die QALYs stellen einen Nutzwert dar, welcher direkten Nutzen (beispielsweise weniger Behandlungskosten, aufgrund Verhinderung eines Karzinomfalles) und direkten Kosten (beispielsweise Kosten je Impfung) gegenüber gestellt wird. Indirekte Nutzen beziehungsweise indirekte Kosten finden in der Regel keine Berücksichtigung. Dabei können diese gelengendlich größeres Gewicht als erstere Kosten haben. Zum indirekten Nutzen zählt zum Beispiel die schnellere Wiederaufnahme der Arbeit. Indirekte Kosten können auch durch Produktivitätsausfall entstehen. (von der Schulenburg, J.M. u. Greiner 2007)

4.1.2 Ethik

Würde man pro Patient beziehungsweise pro Mann abwägen, ob für diesen persönlich die HPV-Impfung sinnvoll ist, würde man ihn diese in aller Regel empfehlen. Seltene Kontraindikation wären beispielsweise, wenn der Mann bereits mit allen Hochrisiko-HPV-Typen infiziert wäre oder streng monogam beziehungsweise enthaltsam leben würde. Eine Immunsuppression hingegen würde keine Kontraindikation darstellen. (ACIP, 2011) Bei Impfentscheidungen werden im Gesundheitssystem allerdings andere Überlegungen angestellt. Diese Überlegungen folgen dem Utilitarismus. Das utilitaristische Leitprinzip strebt nach dem größten Glück der größten Zahl. Eine Handlung ist dann ethisch vertretbar, wenn sie der Allgemeinheit nützt und unmoralische wenn sie dieser Schaden zufügt. (Jeremy Bentham 1781) Institutionen zur Bewertung von Therapien wie beispielsweise das IQWiG oder der QALY-Ansatz spiegeln den Utilitarismus in unserem Gesundheitssystem wieder. (Lauterbach 2010, 46) So differenziert der QALY-Ansatz beispielsweise nicht, ob bei einem jungen Menschen oder einer älteren Person eine Lebensverlängerung eintritt, sondern berücksichtigt die Allgemeinheit an sich. (Breyer et al. 2013, 23) Dieses utilitaristische Denken ist begründet in den begrenzten Ressourcen (Zeit, Geld und Rohstoffe) bei prinzipiell unbegrenztem Bedarf für Konsum im Gesundheitssystem. (Wernit u. Pelz, 15) Die finanziellen Mittel, die der Staat dem Gesundheitssystem zur Verfügung stellt sind begrenzt. Aus diesem Grund muss für jede gewährte Leistung im Gesundheitssystem wiederum auf eine andere verzichtet werden. So scheint ein Ausschluss der Männer von der HPV-Impfung auf den ersten Blick zwar als unethisch, basiert bei genauerer Betrachtet allerdings durchaus auf ethischen Überlegungen. Die Impfung am Mann sollte also nicht alleinig diesem selbst nutzen, dies würde dem Gedanken des Liberalismus folgen (Lauterbach 2010, 47), sondern für das Gesundheitssystem insgesamt kosteneffektiv sein. Somit stellen die in den untersuchten Studien verwendeten Kosten-Nutzwert-Analysen beziehungsweise Kosten-Effektivitätsanalysen eine gute Entscheidungsbasis dar.

4.2 Impfpreis

Wie oben beschrieben, hat der Preis je Impfdosis einen direkten Einfluss auf den ICER bei der zusätzlichen HPV-Impfung des Mannes. Mit im Durchschnitt 124 ± 38 angenommenen Dollar je HPV-Dosis ist die HPV-Impfung vergleichsweise teuer. (Kim u. Goldie 2009; Burger E, Sy S, Nygard M, Kristiansen I, Kim J, 2; Jane J. Kim 2010; Elbasha u. Dasbach 2010) Die Tetanus-Diphterie-Kombiimpfung oder der FSME-Impfstoff kosten beispielsweise aktuell 15 € beziehungsweise 40 €. (Institut für Hygiene und Öffentliche Gesundheit) Es ist davon auszugehen, dass der Impfpreis aufgrund auslaufender Patente und günstigeren Herstellungsprozessen mit der Zeit sinken wird.

Zusätzlich wäre eine Senkung des Impfpreises durch das Ersetzen der Drei-Dosen-Impfstrategie durch die Zwei-Dosen-Strategie zu erreichen. Diese Maßnahme würde den ICER senken. (Laprise et al. 2014) Eine aktuelle Studie konnte zeigen, dass zumindest gegen die HPV-Typen 16 und 18 die Gabe von zwei Dosen ebenso effektiv wie die Gabe von drei Dosen ist. (Dobson, Simon R M et al. 2013) Ein sinkender Impfreis würde sowohl den ICER für die geschlechtsspezifische als auch die geschlechtsneutrale Impfung senken.

4.3 Impfprävalenz

Ob die geschlechtsneutrale HPV-Impfung beim Mann für das Gesundheitssystem attraktiv ist, hängt wie oben beschrieben unter anderem von der Impfprävalenz ab. Diese wird sich, im Vergleich zu den anderen Einflussgrößen wie beispielsweise der Zahlungsbereitschaft je QALY, weder national noch international vereinheitlichen lassen. Aus diesem Grund wäre es sinnvoll, die Impfstrategie an die jeweils vorherrschende HPV-Impfprävalenz unter Frauen anzupassen. Das heißt, in Regionen beziehungsweise in Ländern, in welchen ein kleiner Prozentsatz an Frauen gegen HPV-geimpft sind, sollten auch Männer gegen HPV geimpft werden. In Ländern beziehungsweise Regionen, in welchen ein hoher Prozentsatz an Frauen gegen HPV geimpft ist, sollte man aus gesundheitsökonomischer Sicht die geschlechtsspezifische HPV-Impfung beibehalten. In Westdeutschland (Impfprävalenz Frauen: 37,5 %) wäre folglich eine zusätzliche HPV-Impfung beim Mann eher zu erwägen als in Ostdeutschland (Impfprävalenz Frauen: 52,3 %). (Marty R, Roze S, Bresse X, Largeron N, Smith-Palmer J; 2011)

4.4 Homosexualität

Studien welche MSM berücksichtigten, neigten dazu, die geschlechtsneutrale Impfung zu favorisieren. (Jane J. Kim 2010; Bogaards J, Wallinga J, Brakenhoff R, Meijer C, Berkhof J 2015)

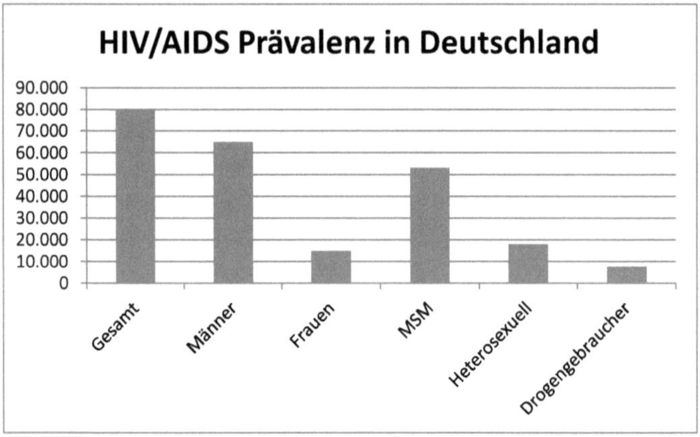

Abbildung 11 Absolute Anzahl der HIV/AIDS - Infizierten in Deutschland; Stand 2013; Aufteilung nach Geschlecht und Infektionsrisiko (Daten von (Robert Koch-Institut (RKI)))

Eine englische Studie zeigt, dass HIV-infizierte Männer ein deutlich erhöhtes Risiko haben, mit einem oder mehreren Hochrisiko-HPV-Typen infiziert zu sein. Diese finden sich in Deutschland in erster Linie bei MSM. (Abbildung 11) 2013 gab es in Deutschland schätzungsweise 3.200 HIV-Neuinfektionen. Von diesen Neuinfizierten waren 2.400 MSM. (Robert Koch-Institut (RKI)) Zusammenfassend tragen MSM in Deutschland also ein erhöhtes Risiko, mit einem Hochrisiko-HPV-Typen infiziert zu sein. Daher sollten MSM bei Kosten-Nutzwert-Analysen bezüglich der HPV-Impfung beim Mann berücksichtigt werden.

WSW (women who have sex with women) wurden in keiner der Studien berücksichtigt. Diese machen mindestens einen Prozent der deutschen Bevölkerung aus (MSM mindestens zwei Prozent). (Mohr Siebeck 2000, 335–348) HIV-infizierte Frauen haben zwar ebenso wie HIV-infizierte Männer ein erhöhtes Risiko (vier bis sechsfach) eine HPV-Infektion (Typ 6/11) zu haben, allerdings werden WSW als keine Risikogruppe für HIV angesehen. (Silverberg et al. 2002) Die Berücksichtigung von WSW spielt bei den gesundheitsökonomischen HPV-Studien also keine herausragende Rolle. Dennoch würde es die komplexen HPV-Transmissionsmodelle realitätsgetreuer machen, wenn WSW berücksichtigt werden würden.

Eine zusätzliche HPV-Impfung der MSM wäre, im Gegensatz zu der geschlechtsneutralen Impfung, unumstritten kosteneffektiv. (Jane J. Kim 2010) Dennoch sind einige Problematiken bei der Umsetzung dieser Strategie zu bedenken. Damit die HPV-Impfung im vollen Umfang wirken kann, sollte diese vor dem ersten Geschlechtsverkehr erfolgen. Das setzt zum einen voraus, dass die eigene sexuelle Orientierung vor dem ersten Geschlechtsverkehr bekannt ist. Zum anderen, dass diese der behandelnden Person zu diesem Zeitpunkt mitgeteilt wird beziehungsweise mitgeteilt werden will. Passend zu dieser Problematik wurden am Sexual-Gesundheitscenter in Melbourne 205 MSM befragt. Nach Aufklärung über die Risiken einer HPV-Infektion gaben 47 % an, bereit zu sein, $A450 (290 €) für eine HPV-Impfung von dem eigenem Geld zu bezahlen. 93 % wären bereit der behandelnden Person ihre sexuelle Orientierung mitzuteilen, wenn dadurch die Kosten für die Impfung übernommen werden würden. Dies allerdings nicht vor einem durchschnittlichen Alter von 20 Jahren, zwei Jahre nach dem im Durchschnitt angegebenen Alter des ersten Geschlechtsverkehrs (18 Jahre). (Simatherai D, Bradshaw CS, Fairley CK, Bush M, Heley S, Chen MY 2009)

Abgesehen davon, dass es ethisch bedenklich ist, Jungen zu zwingen sich frühzeitig mit ihrer Sexualität auseinander zu setzen, damit sie eine medizinische Leistung erhalten, ist die MSM-Impfstrategie nicht praktikabel. Sexuelle Orientierung ist nicht nachweisbar, sodass jeder Junge, der angibt homosexuell orientiert zu sein, eine Impfung erhalten würde. Unabhängig davon, ob er es wirklich ist. Aus diesem Grund ist es nicht sinnvoll, eine MSM-Impfung anstelle einer geschlechtsneutralen Impfung zu diskutieren. Bei einer eventuellen Einführung der geschlechtsneutralen Impfung sollten Patienten lediglich darüber informiert werden, dass MSM einem erhöhten Risiko für eine HPV-Infektion ausgesetzt sind.

4.5 Klinische Endpunkte

Die Studien unterschieden sich teilweise stark in den berücksichtigten klinischen Endpunkten. Je mehr klinische Endpunkte in Betracht gezogen wurden, desto attraktiver erschien die geschlechtsneutrale Impfung. Generell macht es Sinn, alle HPV-assoziierten Erkrankungen in der Kosten-Nutzwert-Analyse zu berücksichtigen. Allerdings ist hierbei zu beachten, dass nicht bei allen HPV-assoziierten Karzinomen ein gesicherter Zusammenhang zwischen HPV-Infektion und Tumorentstehung nachgewiesen werden konnte. (Hartwig et al. 2012a; Robert-Koch-Institut, Gesellschaft der epidemiologischen Krebsregister in Deutschland e. V. Berlin, 2013)

Die Berücksichtigung der HPV-assoziierten Karzinomfälle ist der Berücksichtigung der Prävalenz bestimmter HPV-Typen vorzuziehen. Eine HPV-Infektion heilt in den meisten Fällen spontan ab ohne eine Krankheitsbild hervorzurufen. Somit hat eine HPV-Infektion nicht zwingend Kosten im Gesundheitssystem zur Folge. (CDC/NCIRD)

4.6 Neuer Impfstoff

Seit diesem Jahr (2015) existiert der nonvalente Impfstoff Gardasil 9®. Aufgrund der Aktualität wurde dieser Impfstoff in keiner der Studien berücksichtigt. Bisher wurde lediglich diskutiert, ob eine zusätzliche Impfung der Männer mit dem bivalenten beziehungsweise quadrivalenten HPV-Impfstoff attraktiv ist. Die fünf durch Gardasil 9® zusätzlich abgedeckten HPV-Typen schützen primär vor pathologischen Geschehen in der Frau. Die Wahrscheinlichkeit, dass eine Frau trotz der Impfung mit Gardasil 9® (vor dem ersten Geschlechtsverkehr) durch eine HPV-Infektion ein Zervixkarzinom entwickeln wird, liegt bei 10 %. Bei den bisherigen Impfstoffen besteht eine Wahrscheinlichkeit von 30 % trotz Impfung durch eine HPV-Infektion ein Zervixkarzinom zu entwickeln. (Serrano et al. 2012; Joura et al. 2015)

Es ist davon auszugehen, dass der neue Impfstoff die HPV-Impfung am Mann bei einer gesundheitsökonomischen Evaluation unattraktiver macht. Die Kosten pro qualitätskorrigiertem Lebensjahr würden mit dem neuen Impfstoff bei einer geschlechtsneutralen Impfung also höher ausfallen. Für den Mann selbst bringt der neue Impfstoff keinen Nutzen, für die Frau allerdings schon. Das bedeutet, dass mehr Männer geimpft werden müssten, um indirekt (Herdenimmunität) ein Zervixkarzinom zu verhindern.

5 Zusammenfassung und Ausblick

Die vorliegende Arbeit zeigt, warum bisherige Evaluationen die Attraktivität der geschlechtsneutralen Impfung für das Gesundheitssystem unterschiedlich bewerteten. Zur Bewertung der geschlechtsneutralen Impfstrategie mussten die Studien verschiedene Annahmen festlegen. Entscheidende Annahmen waren hierbei die Höhe des Impfpreises, die Impfprävalenz unter Frauen, die betrachteten klinischen Endpunkte sowie die Impfeffektivität. Die Ergebnisse der Studien waren maßgeblich von der Ausprägung dieser jeweiligen Annahmen abhängig. Weitere Faktoren waren beispielsweise das zugrunde liegende Transmissionsmodell oder die Berücksichtigung beziehungsweise Nichtbeachtung von Homosexuellen.

Ein Großteil der Evaluationen verwendete als Entscheidungsgrundlage die Kosten pro QALY im Rahmen einer Kosten-Nutzwert-Analyse. Diese Analyseform ermöglichte eine gute Vergleichbarkeit zwischen den Studien. Entscheidend war hierbei die Annahme der jeweiligen Studien über die Zahlungsbereitschaft je QALY.

Drei der zehn Evaluationen sprachen sich für die geschlechtsneutrale Impfung aus. Eine weitere Evaluation befürwortete die Impfung von homosexuellen Männern. Keine der übrigen sechs Evaluationen sprach sich entschieden gegen die geschlechtsneutrale Impfung aus. Für die Studien erschien sich allerdings kein Mehrwert aus der geschlechtsneutralen Impfstrategie zu ergeben. Beispielsweise wurde die Maßnahme einer Impfprävalenz-Erhöhung unter Frauen als effektiver erachtet als die zusätzliche Impfung der Männer. Teilweise relativierten die Studien ihr Ergebnis mit dem Verweis auf aktuelle Gegebenheiten. Bei beispielsweise einem in Zukunft sinkendendem Impfpreis, sei ein Mehrwert durch die geschlechtsneutrale Impfung gegeben. Aufgrund solcher Ergebnisse und nicht zuletzt aufgrund des stetigen medizinischen Fortschritts sollte auch in Zukunft eine regelmäßige Evaluation der geschlechtsneutralen Impfung erfolgen. Erst kürzlich wurde ein neuer HPV-Impfstoff entwickelt, welcher daher noch in keiner Evaluation berücksichtigt werden konnte

Die Attraktivität der HPV-Impfung für Männer ist von vielen unterschiedlichen Faktoren, wie beispielsweise der Impfprävalenz unter Frauen, abhängig. Diese weist international eine große Spannweite auf, weshalb die Attraktivität der geschlechtsneutralen HPV-Impfung national individuell entschieden werden sollte. Dies ist bisher allerdings nur für die Vereinigten Staaten, Australien, Norwegen und die Niederlande geschehen.

Aktuell ist zu beobachten, dass immer mehr Länder, auch Deutschland, die HPV-Impfung für Männer zulassen (nicht finanzieren). Aufgrund von diesem Trend ist davon auszugehen, dass die geschlechtsneutrale Impfung langfristig in mehreren Ländern von den Krankenversicherungen beziehungsweise dem Staat finanziert werden wird. Auch wenn Studien teilweise ergeben, dass die geschlechtsneutrale Impfung bezüglich der Kosten nicht so attraktiv wie die geschlechtsspezifische Impfung ist, werden sich die Kosten der HPV-Impfung voraussichtlich so entwickeln, dass die Kosten pro QALY für die geschlechtsneutrale Impfung unter die Grenze der Zahlungsbereitschaft je QALY fallen werden. Mit dem Hintergrund des Gleichheitsprinzips im Gesundheitswesen sollte dann die HPV-Impfung auch den Männern kostenlos zur Verfügung gestellt werden.

6 Anhang

Titel des Papers	Zeitschrift	Jahr	Ziel-nation	Klinische Endpunkte	stabiler Zustand	QALY	Berück-sichtigung von Homo-sexuellen
Model for Assessing Human Papillomavirus Vaccination Strategies	Emerg Infect Dis	2007	US	Genitalwarzen, Zervixkarzinom	in 100 Jahren	Ja	Nein
Cost effectiveness analysis of including boys in a human papillomavirus vaccination programme in the United States	BMJ	2009	US	1. mit HPV 16/18 assoziierte Krebse 2. HPV 6/11 assoziierte Genitalwarzen und respiratorische Papillomatosis	in 100 Jahren	Ja	Nein
Impact of vaccinating boys and men against HPV in the United States *	Vaccine	2010	US	Genitalwarzen, CIN 2/3, Cervixkarzinom, Tod durch Zervixkarzinom	in 100 Jahren	Ja	Nein
A cost-effectiveness analysis of targeted HPV vaccination of men who have sex with men in the United States	Lancet Infect Dis	2010	US	Analkrebs, Genitalwarzen (jeweils Inzidenz und Kosten pro Fall)	N/A	Ja	Ja
Incremental Impact of Adding Boys to Current Human Papillomavirus Vaccination Programs: Role of Herd Immunity	J Infect Dis	2011	N/A	HPV-Prävalenz (18 Typen)	in 70 Jahren	Nein	Nein
The cost-effectiveness of male HPV vaccination in the United States *	Vaccine	2011	US	CIN, RRP, Genitalwarzen, Zervix-, Vaginal-, Vulvar-, Anal, Oropharynx- und Peniskarzinome	N/A	Ja	Nein

Titel des Papers	Impf-alter	Impf-effektivität	Impfprävalenz	Dauer Impfprotektion of protection	Angenom-mene Kosten für 3-Dosen	Haltung zur geschlechtsneutralen Impfung
Model for Assessing Human Papillomavirus Vaccination Strategies	12	90%	70%	Lebenslang	\$300–\$500	Neutral
Cost effectiveness analysis of including boys in a human papillomavirus vaccination programme in the United States	12	100% (85% bei Männern)	75%	Lebenslang	\$ 360	Wenig sinnvoll
Impact of vaccinating boys and men against HPV in the United States *	9 bis 26	41.1 - 100 %	N/A	N/A	N/A	Pro
A cost-effectiveness analysis of targeted HPV vaccination of men who have sex with men in the United States	12, 20, 26	90%	50%	Lebenslang	\$ 500	Pro Impfung von Homosexuellen
Incremental Impact of Adding Boys to Current Human Papillomavirus Vaccination Programs: Role of Herd Immunity	12	99%	70%	20 Jahre	N/A	Neutral
The cost-effectiveness of male HPV vaccination in the United States *	12		20 %, 70 %	N/A	N/A	Neutral

Titel des Papers	Zeitschrift	Jahr	Ziel-nation	KlinischeEndpunkte	stabilerZustand	QALY	Berück-sichtigungvon Homo-sexuellen
The predicted impact of HPV vaccination on male infections and male HPV-related cancers in Australia*	Vaccine	2011	Australia	HPV-16-Prävalenz; Kopf-, Nacken und Anogenital-krebs	in 39 Jahren	Nein	Nein
Estimating the clinical benefits of vaccinating boys and girls against HPV-related diseases in Europe	BMC Cancer	2013	Europa	Reduktion der Krebs und Genitalwarzenfälle	in 100 Jahren	Nein	Nein
Prevention of HPV-Related Cancers in Norway: Cost-Effectiveness of Expanding the HPV Vaccination Program to Include Pre-Adolescent Boys	PLoS ONE	2014	Norway	HPV-assoziierte Erkrankungen	N/A	Ja	Ja
Direct benefit of vaccinating boys along with girls against oncogenic human papillomavirus: bayesian evidence synthesis	BMJ	2015	Niederlande	Alle Krebsarten die laut IARC stark mit HPV in Verbindung gebracht werden (C01, C09, C10, C21, C60).	N/A	Ja	Ja

Titel des Papers	Impf-alter	Impf-effektivität	Impfprävalenz	DauerImpfprotektion of protection	Angenom-meneKosten für 3-Dosen	Haltung zurgeschlechtsneutralen Impfung
The predicted impact of HPV vaccination on male infections and male HPV-related cancers in Australia*	12 bis 13	N/A	74%	N/A	N/A	N/A
Estimating the clinical benefits of vaccinating boys and girls against HPV-related diseases in Europe	12	41.1 - 100 %	70%	Lebenslang	N/A	Pro
Prevention of HPV-Related Cancers in Norway: Cost-Effectiveness of Expanding the HPV Vaccination Program to Include Pre-Adolescent Boys	12	Females: 100 % Males: 90 %	71%	Lebenslang	$ 225	Neutral
Direct benefit of vaccinating boys along with girls against oncogenic human papillomavirus: bayesian evidence synthesis	12	98%	0 %, 60 %, 90 %	N/A	N/A	Pro

*Abstract

7 Abbildungsverzeichnis

Abbildung 1: Prozentuale Verteilung HPV-assoziierter Malignome in Norwegen

Abbildung 2 Gebärmutterhalskarzinom Neuerkrankungs- und Sterberaten

Abbildung 3 Analkarzinom-Inzidenz

Abbildung 4 Übersicht über die weltweite Verfügbarkeit des HPV-Impfstoffes

Abbildung 5: Effizienz der HPV-Impfung für unterschiedliche Erkrankungen bei beiden Geschlechtern

Abbildung 6: Kosten pro QALY bei einer geschlechtsneutralen Impfung in Abhängigkeit der Kosten pro HPV-Impfdosis

Abbildung 7 Einfluss verschiedener Faktoren auf ICER bei MSM Impfung

Abbildung 8: Auswirkung der Impfprävalenz bei Frauen auf die Bürde HPV-assoziierter Karzinome im Mann in Abhängigkeit des Karzinoms

Abbildung 9: Jährliche Anzahl HPV 16/18 induzierter Karzinomfälle bei Frauen und Männern in Abhängigkeit der Impfstrategie

Abbildung 10 Einfluss der Impfstoffwirksamkeit beim Mann auf ICER

Abbildung 11 Absolute Anzahl der HIV/AIDS - Infizierten in Deutschland

8 Literaturverzeichnis

Anal cancer incidence statistics. URL: http://www.cancerresearchuk.org/health-professional/cancer-statistics/statistics-by-cancer-type/anal-cancer/incidence#heading-Two (abgerufen am: 11. September 2015)

Zweiter HPV-Impfstoff Cervarix. arznei-telegramm 2007, 101–103

(2011) Recommendations on the Use of Quadrivalent Human Papillomavirus Vaccine in Males — Advisory Committee on Immunization Practices (ACIP). MMWR 2011, 1705–1708

Barzon L, Squarzon L, Masiero S, Pacenti M, Marcati G, Mantelli B, Gabrielli L, Pascucci MG, Lazzarotto T, Caputo A, Palù G (2014) Neutralizing and cross-neutralizing antibody titres induced by bivalent and quadrivalent human papillomavirus vaccines in the target population of organized vaccination programmes. Vaccine 32, 5357–5362

Bogaards J, Wallinga J, Brakenhoff R, Meijer C, Berkhof J (2015) Direct benfit of vaccinating boys along with girls against oncogenic human papillomavirus: bayesian evidence synthesis. BMJ

Bosch FX, Lorincz A, Muñoz N, Meijer, C J L M, Shah KV (2002) The causal relation between human papillomavirus and cervical cancer. Journal of clinical pathology 55, 244–265

Breyer F, Zweifel P, Kifmann M (2013) Gesundheitsökonomik, 6. Aufl. Springer Berlin Heidelberg; Imprint: Springer Gabler Berlin, Heidelberg

Brisson M, van de Velde, Nicolas, Franco EL, Drolet M, Boily M (2011) Incremental impact of adding boys to current human papillomavirus vaccination programs: role of herd immunity. The Journal of infectious diseases 204, 372–376

Bundesamt für Gesundheit Humane Papillomaviren (HPV). Aktuell. URL: http://www.bag.admin.ch/themen/medizin/00682/00684/03853/index.html?lang=de (abgerufen am: 23. September 2015)

Burger E, Sy S, Nygard M, Kristiansen I, Kim J Prevention of HPV-Related Cancers in Norway: Cost- Effectiveness of Expanding the HPV Vaccination Program to Include Pre-Adolescent Boys. PLOS ONE März 2014

CDC/NCIRD Immunology and Vaccine-Preventable Diseases – Pink Book - HPV 2015

Chaturvedi AK, Katki HA, Hildesheim A, Rodríguez AC, Quint W, Schiffman M, van Doorn L, Porras C, Wacholder S, Gonzalez P, Sherman ME, Herrero R (2011) Human papillomavirus infection with multiple types: pattern of coinfection and risk of cervical disease. The Journal of infectious diseases 203, 910–920

Chesson HW, Ekwueme DU, Saraiya M, Dunne EF, Markowitz LE (2011) The cost-effectiveness of male HPV vaccination in the United States. Vaccine 29, 8443–8450

Conway EL, Farmer KC, Lynch WJ, Rees GL, Wain G, Adams J (2012) Quality of life valuations of HPV-associated cancer health states by the general population. Sexually transmitted infections 88, 517–521

Cuschieri KS, Cubie HA, Whitley MW, Seagar AL, Arends MJ, Moore C, Gilkisson G, McGoogan E (2004) Multiple high risk HPV infections are common in cervical neoplasia and young women in a cervical screening population. Journal of clinical pathology 57, 68–72

Dillner J and Brown DR (2004 Apr 20) Can genital-tract human papillomavirus infection and cervical cancer be prevented with a vaccine? - PubMed - NCBI. Expert Rev Mol Med 2004, 1–21

Dobson, Simon R M, McNeil S, Dionne M, Dawar M, Ogilvie G, Krajden M, Sauvageau C, Scheifele DW, Kollmann TR, Halperin SA, Langley JM, Bettinger JA, Singer J, Money D, Miller D, Naus M, Marra F, Young E (2013) Immunogenicity of 2 doses of HPV vaccine in younger adolescents vs 3 doses in young women: a randomized clinical trial. JAMA 309, 1793–1802

Doerr HW (2008) Medizinische Virologie. Grundlage, Diagnostik und Therapie virologischer Erkrankungen, 2. Aufl. Thieme Stuttgart

Edmunds WJ, Medley GF, Nokes DJ (1999) Evaluating the cost-effectiveness of vaccination programmes: a dynamic perspective. Statistics in medicine 18, 3263–3282

Einstein MH, Baron M, Levin MJ, Chatterjee A, Edwards RP, Zepp F, Carletti I, Dessy FJ, Trofa AF, Schuind A, Dubin G (2009) Comparison of the immunogenicity and safety of Cervarix and Gardasil human papillomavirus (HPV) cervical cancer vaccines in healthy women aged 18-45 years. Human vaccines 5, 705–719

Elbasha EH, Dasbach EJ (2010) Impact of vaccinating boys and men against HPV in the United States. Vaccine 28, 6858–6867

Elbasha EH, Dasbach EJ, Insinga RP (2007) Model for assessing human papillomavirus vaccination strategies. Emerging infectious diseases 13, 28–41

European Medicines Agency (2014) Cervarix, Gardasil. Zusammenfassung des Europäischen Öffentlichen Beurteilungsberichts (EPAR) für die Öffentlichkeit

Food and Drug Administration Highlights of prescribing information. Gardasil (human papillomavirus quadrivalent [types 6, 11, 16 and 18]). URL: http://www.fda.gov/downloads/biologicsbloodvaccines/vaccines/approvedproducts/ucm111263.pdf. (abgerufen am: 20. Juli 2013)

Franceschi S, Vuyst H de (2009) Human papillomavirus vaccines and anal carcinoma. Current opinion in HIV and AIDS 4, 57–63

Gee J, Naleway A, Shui I, Baggs J, Yin R, Li R, Kulldorff M, Lewis E, Fireman B, Daley MF, Klein NP, Weintraub ES (2011) Monitoring the safety of quadrivalent human papillomavirus vaccine: findings from the Vaccine Safety Datalink. Vaccine 29, 8279–8284

Hartwig S, Syrjänen S, Dominiak-Felden G, Brotons M, Castellsagué X (2012a) Estimation of the epidemiological burden of human papillomavirus-related cancers and non-malignant diseases in men in Europe: a review. BMC Cancer 12, 1–30

Hartwig S, Syrjänen S, Dominiak-Felden G, Brotons M, Castellsagué X (2012b) Estimation of the epidemiological burden of human papillomavirus-related cancers and non-malignant diseases in men in Europe: a review. BMC Cancer 12, 30

Heideman, Daniëlle A M, Waterboer T, Pawlita M, Delis-van Diemen P, Nindl I, Leijte JA, Bonfrer, Johannes M G, Horenblas S, Meijer, Chris J L M, Snijders, Peter J F (2007) Human papillomavirus-16 is the predominant type etiologically involved in penile squamous cell carcinoma. Journal of clinical oncology : official journal of the American Society of Clinical Oncology 25, 4550–4556

Hesselink AT, van den Brule, A. J. C., Groothuismink, Z. M. A., Molano M, Berkhof J, Meijer, C. J. L. M., Snijders, P. J. F. (2005) Comparison of Three Different PCR Methods for Quantifying Human Papillomavirus Type 16 DNA in Cervical Scrape Specimens. Journal of Clinical Microbiology 43, 4868–4871

Hof H, Dörries R, Geginat G (Hrsg.) (2005) Medizinische Mikrobiologie. 198 Tabellen ; [nach neuer AO - mit den Fächern: Immunologie, Virologie, Bakteriologie, Mykologie, Parasitologie, Klinische Infektiologie, Hygiene], 3. Aufl. Thieme Stuttgart

Hoots BE, Palefsky JM, Pimenta JM, Smith JS (2009) Human papillomavirus type distribution in anal cancer and anal intraepithelial lesions. International journal of cancer. Journal international du cancer 124, 2375–2383

Hoy T, Singhal PK, Willey VJ, Insinga RP (2009) Assessing incidence and economic burden of genital warts with data from a US commercially insured population. Current medical research and opinion 25, 2343–2351

Institut für Hygiene und Öffentliche Gesundheit Aktuelle Preisliste - Impfstoffe. URL: http://www.ihph.de/impfsprechstundepreise.php

Jane J. Kim (2010) A cost-effectiveness analysis of targeted HPV vaccination of men who have sex with men in the United States. Lancet Infect Dis. 2010, 845–852

Jeremy Bentham (1781) An Introduction to the Principles of Morals and Legislation

Joura EA, Giuliano AR, Iversen O, Bouchard C, Mao C, Mehlsen J, Moreira ED, Ngan Y, Petersen LK, Lazcano-Ponce E, Pitisuttithum P, Restrepo JA, Stuart G, Woelber L, Yang YC, Cuzick J, Garland SM, Huh W, Kjaer SK, Bautista OM, Chan, Ivan S F, Chen J, Gesser R, Moeller E, Ritter M, Vuocolo S, Luxembourg A (2015) A 9-valent HPV vaccine against infection and intraepithelial neoplasia in women. The New England journal of medicine 372, 711–723

Kim JJ (2010) Targeted human papillomavirus vaccination of men who have sex with men in the USA: a cost-effectiveness modelling analysis. The Lancet Infectious Diseases 10, 845–852

Kim JJ, Goldie SJ (2009) Cost effectiveness analysis of including boys in a human papillomavirus vaccination programme in the United States. BMJ (Clinical research ed.) 339, b3884

Kirby T Australia to be first country to vaccinate boys against HPV. Lancet Oncol 2012, e333

Krebsinformationsdienst, Krebsforschungszentrum D (01.09.2014) HPV-Impfung. Stand: 1. September 2014. URL: https://www.krebsinformationsdienst.de/vorbeugung/risiken/hpv-impfung.php#inhalt10 (abgerufen am: 23. September 2015)

Kreimer AR, Clifford GM, Boyle P, Franceschi S (2005) Human papillomavirus types in head and neck squamous cell carcinomas worldwide: a systematic review. Cancer epidemiology, biomarkers & prevention : a publication of the American Association for Cancer Research, cosponsored by the American Society of Preventive Oncology 14, 467–475

Laprise J, Drolet M, Boily M, Jit M, Sauvageau C, Franco EL, Lemieux-Mellouki P, Malagón T, Brisson M (2014) Comparing the cost-effectiveness of two- and three-dose schedules of human papillomavirus vaccination: a transmission-dynamic modelling study. Vaccine 32, 5845–5853

Lauterbach K (Hrsg.) (2013) Gesundheitsökonomie. Lehrbuch für Mediziner und andere Gesundheitsberufe, 3. Aufl. Huber Bern

Lauterbach KW (2010) Gesundheitsökonomie, Management und Evidence-based Medicine: Handbuch für Praxis, Politik und Studium. Schattauer

Martschinke B, Tunder R (2014) Der QALY-Ansatz: Wo liegen seine Potentiale und wo seine Grenzen? Der Urologe

Marty R, Roze S, Bresse X, Largeron N, Smith-Palmer J Estimating the clinical benefits of vaccinating boys and girls against HPV-related diseases in Europe. BMC Cancer 2013, 1–12

Miralles-Guri C, Bruni L, Cubilla AL, Castellsagué X, Bosch FX, Sanjosé S de (2009) Human papillomavirus prevalence and type distribution in penile carcinoma. Journal of clinical pathology 62, 870–878

Mohr Siebeck (Hrsg.) (2000) Sexualwissenschaftliches Gutachten zur Homosexualitä Tübingen

Mooij SH, Boot HJ, Speksnijder, Arjen G C L, Stolte IG, Meijer, Chris J L M, Snijders, Peter J F, Verhagen, Dominique W M, King AJ, de Vries, Henry J C, Quint, Wim G V, van der Sande, Marianne A B, Schim van der Loeff, Maarten F (2013) Oral human papillomavirus infection in HIV-negative and HIV-infected MSM. AIDS (London, England) 27, 2117–2128

Petrosky E, Bocchini Jr JA, Hariri S, Chesson H, Curtis CR, Saraiya M (März, 2015) Use of 9-Valent Human Papillomavirus (HPV) Vaccine: Updated HPV Vaccination Recommendations of the Advisory Committee on Immunization Practices. Morbidity and Mortality Weekly Report 64, 300–304

Poethko-Müller C, Buttmann-Schweiger N (2014) Impfstatus und Determinanten der Impfung gegen humane Papillomviren (HPV) bei Mädchen in Deutschland. Ergebnisse der KiGGS-Studie - Erste Folgebefragung (KiGGS Welle 1). Bundesgesundheitsblatt, Gesundheitsforschung, Gesundheitsschutz 57, 869–877

Robert Koch-Institut (RKI) Epidemiologisches Bulletin 35/2014

Robert Koch-Institut (RKI) Epidemiologisches Bulletin Ausgabe 44/2014, 431

Robert-Koch-Institut, Gesellschaft der epidemiologischen Krebsregister in Deutschland e. V. (Berlin, 2013) Krebs in Deutschland 2009/2010

Roeder N (2009) Gesundheitsökonomie, Gesundheitssystem und öffentliche Gesundheitspflege. Dt. Ärzte-Verlag

Saraiya M. (February 24, 2011) Burden of HPV-associated cancers in the United States Atlanta, GA: US Department of Health and Human Services, CDC

Serrano B, Alemany L, Tous S, Bruni L, Clifford GM, Weiss T, Bosch FX, Sanjosé S de (2012) Potential impact of a nine-valent vaccine in human papillomavirus related cervical disease. Infectious agents and cancer 7, 38

Silverberg MJ, Ahdieh L, Munoz A, Anastos K, Burk RD, Cu-Uvin S, Duerr A, Greenblatt RM, Klein RS, Massad S, Minkoff H, Muderspach L, Palefsky J, Piessens E, Schuman P, Watts H, Shah KV (2002) The impact of HIV infection and immunodeficiency on human papillomavirus type 6 or 11 infection and on genital warts. Sexually transmitted diseases 29, 427–435

Simatherai D, Bradshaw CS, Fairley CK, Bush M, Heley S, Chen MY (2009) What men who have sex with men think about the human papillomavirus vaccine. Sex Transm Infect 2009 Apr, 148–149

Suerbaum S, Hahn H, Burchard G, Kaufmann, Stefan H. E, Schulz TF (Hrsg.) (2012) Medizinische Mikrobiologie und Infektiologie, 7. Aufl. Springer Berlin Heidelberg Berlin, Heidelberg

Sweet RL, Gibbs RS (2012) Infectious Diseases of the Female Genital Tract. Wolters Kluwer Health

Toft L, Tolstrup M, Müller M, Sehr P, Bonde J, Storgaard M, Østergaard L, Søgaard OS (2014) Comparison of the immunogenicity of Cervarix® and Gardasil® human papillomavirus vaccines for oncogenic non-vaccine serotypes HPV-31, HPV-33, and HPV-45 in HIV-infected adults. Human vaccines & immunotherapeutics 10, 1147–1154

Villiers E de, Fauquet C, Broker TR, Bernard H, Zur Hausen H (2004) Classification of papillomaviruses. Virology 324, 17–27

von der Schulenburg, J.M., Greiner W (2007) Gesundheitsökonomik. Mohr Siebeck

Vuyst H de, Clifford GM, Nascimento MC, Madeleine MM, Franceschi S (2009) Prevalence and type distribution of human papillomavirus in carcinoma and intraepithelial neoplasia of the vulva, vagina and anus: a meta-analysis. International journal of cancer. Journal international du cancer 124, 1626–1636

Wernit MH, Pelz J Gesundheitsökonomie und das deutsche Gesundheitswesen. Ein praxisorientiertes Lehrbuch für Studium und Beruf, 2. Aufl.

World Health Organization WHO | Prevention and control of cervical cancer. URL: http://www.who.int/reproductivehealth/topics/cancers/en/ (abgerufen am: 13. September 2015)

World Health Organization (29.05.2013) WHO | Countries using hpv vaccine. URL: http://www.who.int/immunization/diseases/hpv/decision_implementation/en/ (abgerufen am: 23. September 2015)